reinhardt

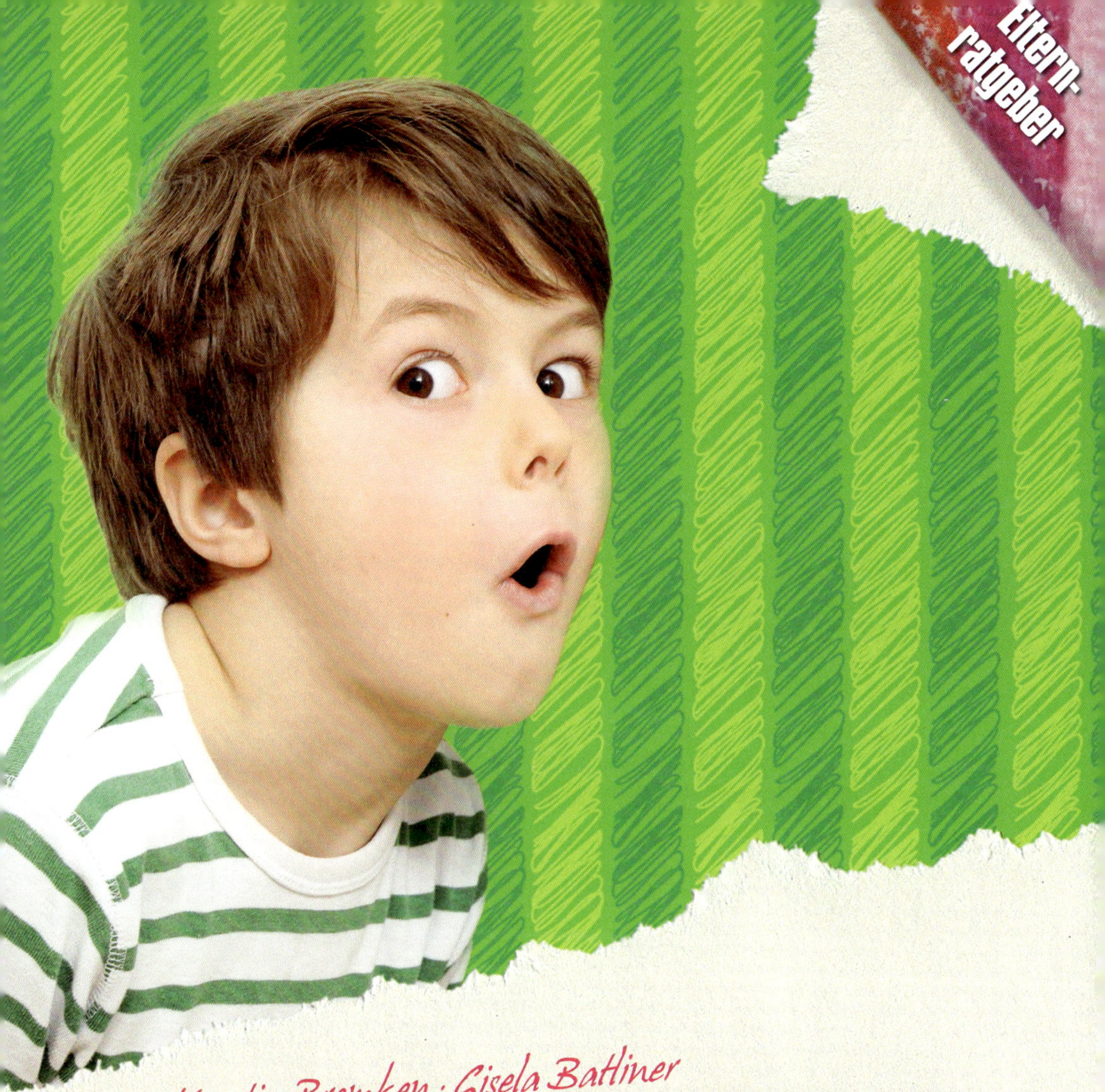

Kerstin Bremken · Gisela Batliner

Praxistipps zu Hörgeräten und Cochlea-Implantaten

vom Baby bis zum Teenager

Ernst Reinhardt Verlag München

Inhalt

Online-Zusatzmaterial zum Buch

Auf der Homepage des Verlags unter www.reinhardt.verlag.de finden Sie zusätzlich zu den Inhalten in diesem Buch Checklisten zu den Themen Urlaub, Pannenhilfe, Verwendung der drahtlosen Übertragungsanlage (DAÜ), Sicherheitsempfehlungen, Wartung und Pflege.

Liebe Eltern,

je informierter Sie und Ihre Kinder sind, desto effektiver können Hörgeräte, Cochlea-Implantate (CI)* und Zubehör im Alltag genutzt und Empfehlungen von Fachleuten nachvollzogen bzw. diskutiert werden. Durch diese Zusammenarbeit finden sich passende Lösungen, egal, ob die Hörgeräte beim Baby vom Ohr rutschen oder der Teenager eine Bluetooth*-Anbindung zum Musikhören nutzen will.

Dieser Ratgeber basiert auf unserer langjährigen Berufserfahrung und entstand aus zwei unterschiedlichen Perspektiven: Aus der Sicht der Pädakustikerin* und aus der Sicht der Hör- und Sprachtherapeutin. So bilden die zahllosen Beratungsgespräche aus den Förderstunden, der Arbeit in der Klinik und bei der Pädakustikerin* die Grundlage dieses Buches.

Insbesondere kurz nach der Diagnose einer Schwerhörigkeit werden Eltern mit einer Fülle von Informationen konfrontiert. In den einzelnen Kapiteln können Sie Beratungspunkte aus Gesprächen mit Ärzten und anderen Fachleuten nochmals nachlesen sowie zusätzliches, einfach umsetzbares Wissen erwerben. Die Chancen, mit der Diagnose „Hörschädigung" auf einem sehr natürlichen Weg Sprache zu erwerben und später ein unabhängiges Leben zu führen, waren noch nie so groß wie heute, nicht zuletzt aufgrund der ständigen Weiterentwicklung auf dem Gebiet der Hörtechnik.

Wir würden uns freuen, wenn wir Sie und Ihr Kind mit diesem Ratgeber auf Ihrem gemeinsamen Weg unterstützen können.

Münster / München im Sommer 2020
Kerstin Bremken und Gisela Batliner

Anmerkungen

- Die Namen der Kinder in den Fallbeispielen wurden geändert.
- Fachbegriffe, die im Serviceteil erklärt werden, sind im Text mit einem Sternchen als Fachbegriff gekennzeichnet.
- Der Sprachprozessor eines Cochlea-Implantates wird international auch als „Audioprozessor“ oder „Soundprozessor“ bezeichnet, da zunehmend auch auf die Qualität der Übertragung von Musik Wert gelegt wird. Wir verwenden im Rahmen dieses Ratgebers den allgemein geläufigeren Begriff „Sprachprozessor“.
- Zugunsten des Leseflusses wird für Gender-Formulierungen nur eine Form gewählt. Selbstverständlich sind immer alle Geschlechter gemeint.
- Alle Ratschläge und Anleitungen in diesem Buch wurden von den Autorinnen sorgfältig recherchiert und entsprechen ihren Erfahrungen. Dennoch können weder Autorinnen noch Verlag für eventuelle Nachteile oder Schäden, die aus den im Buch gegebenen praktischen Hinweisen resultieren, eine Haftung übernehmen.

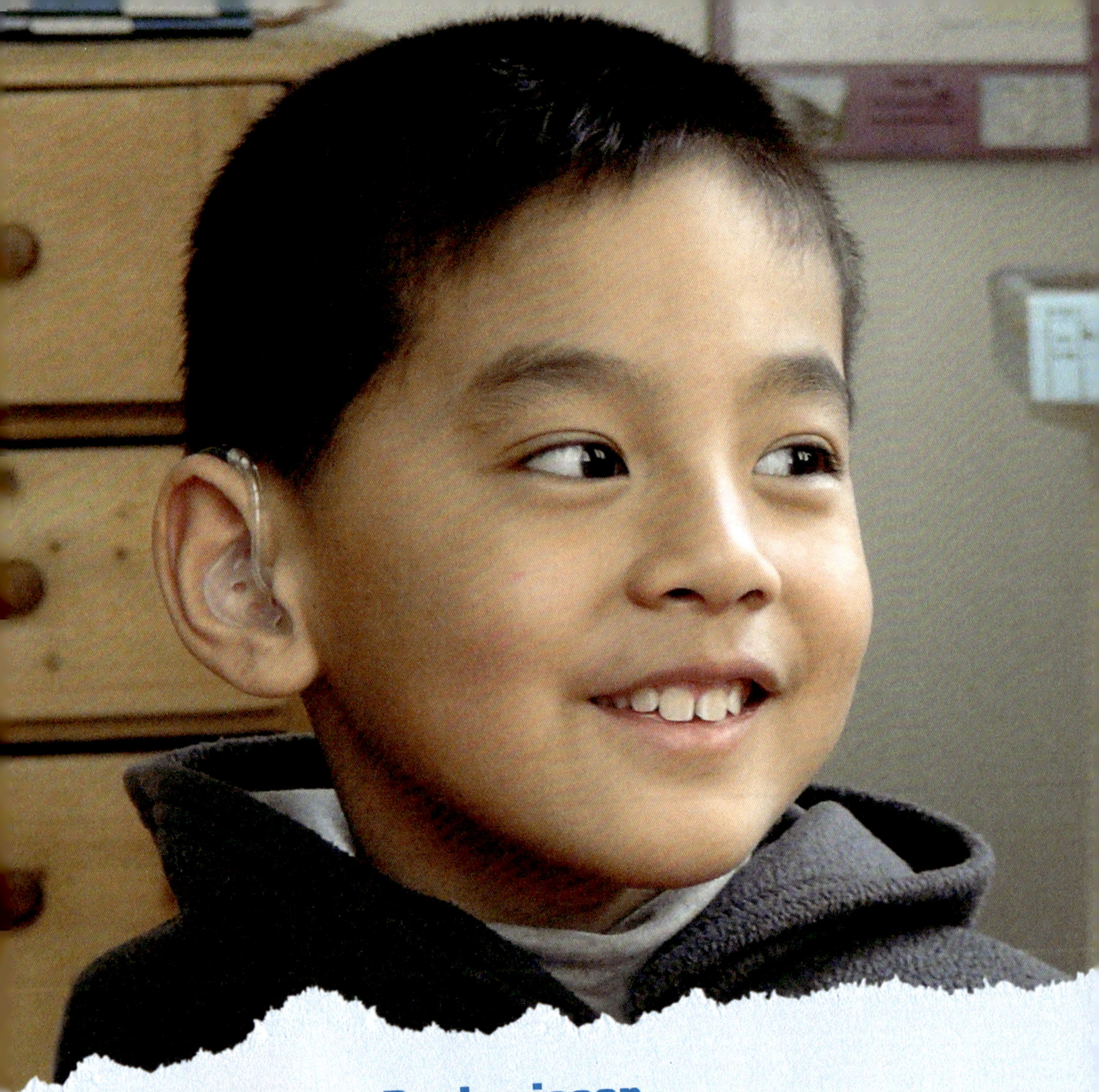

1 Basiswissen

Dieses Kapitel gibt einen ersten Überblick über den Ablauf einer Hörgeräteversorgung und deren Finanzierung durch die Krankenkassen. Neben Informationen zu den verschiedenen Formen von Hörgeräten und Hörimplantaten erhalten Sie Antworten auf Fragen, die Eltern zu Beginn besonders beschäftigen.

Zu Beginn steht immer eine ausführliche Diagnostik, um die genaue Art, die Ursache und den Grad der Hörschädigung festzustellen. Fachärzte für Phoniatrie und Pädaudiologie sind die Fachleute für kindliche Hör- und Sprachstörungen. Sie arbeiten in freien Praxen oder in den entsprechenden Abteilungen in Kliniken. Wichtig ist: Ein Hörtest allein reicht nicht aus! Neben den verschiedenen Testergebnissen sind die Hör-Sprach- und Gesamtentwicklung des Kindes und Ihre Beobachtungen im Alltag von großer Bedeutung. Auf der Grundlage dieser Diagnostik wird die passende Hörtechnik ausgewählt und individuell angepasst. Dafür ist besonders wichtig, ob es sich um eine Schallleitungsschwerhörigkeit oder eine Schallempfindungsschwerhörigkeit handelt. Das zeigt, ob die Ursache im äußeren Ohr, im Mittelohr oder im Innenohr liegt bzw. an der Weiterleitung und Verarbeitung der Nervenimpulse im Gehirn.

Ein Hörtest allein reicht nicht aus!

Dazu werfen wir anhand von Abb.1 einen kurzen Blick auf das Ohr und seine Funktion.

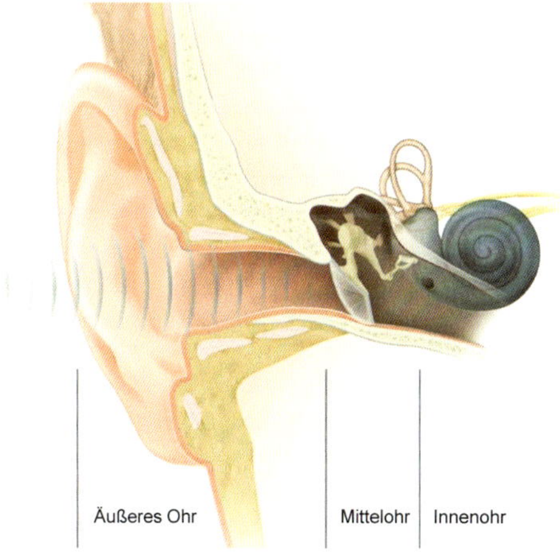

Abb.1 Aufbau des Ohres (© Cochlear Ltd.)

1 **Das äußere Ohr** besteht aus der Ohrmuschel und dem äußeren Gehörgang, dessen Ende das Trommelfell bildet. Musik, Sprache und Geräusche, also alle Schallereignisse, bestehen aus Wellenbewegungen der Luft. Diese Bewegungen versetzen das Trommelfell in Schwingungen.

2 **Das Mittelohr** ist ein luftgefüllter Raum. Hier werden die Schallschwingungen über die Gehörknöchelchenkette zum ovalen Fenster weitergeleitet, einer Membran, dem Eingang zum Innenohr. Bis zu diesem Punkt spricht man von „Schallleitung“ im Gegensatz zur „Schallempfindung“, die im Innenohr stattfindet.

3 **Das Innenohr** ist geformt wie ein winziges Schneckenhaus und mit Flüssigkeit gefüllt. Es hat bereits bei der Geburt seine endgültige Größe. Hier werden die Schwingungen auf die Haarzellen* übertragen und in Nervenimpulse umgewandelt. Diese gelangen über den Hörnerv und zahlreiche Verschaltungen zu den entsprechenden Zentren im Gehirn. Erst dort findet die Hörverarbeitung statt wie das Richtungshören, das Sprachverständnis oder das Erkennen von Geräuschen.

Wichtige Einheiten und Zahlen

Die Tonhöhe wird als Frequenz bezeichnet und in Hertz (Hz) angegeben:

- Ein junger Mensch hört von 20–20 000 Hz, ein Hund von 15–50 000 Hz. Sprache liegt im Bereich von ca. 80–8000 Hz, Musik von ca. 50–16 000 Hz.

Die Lautstärke wird in Dezibel (dB) angegeben:

- Ein Gespräch in ruhiger Umgebung liegt bei 50–60 dB, ein lauter Lastwagen bei ca. 90 dB.

- **leichtgradig** schwerhörig: 20–40 dB
- **mittelgradig** schwerhörig: 40–60 dB
- **hochgradig** schwerhörig: 60–80 dB
- **an Taubheit grenzend** schwerhörig: 80–95 dB
- **gehörlos:** 95 dB und mehr

Übrigens: In der Altersgruppe 60–70 Jahre hat mehr als ein Drittel bereits einen deutlichen Hörverlust ab 2000 Hz.

Kinder mit einer Hörschädigung haben vom Säuglingsalter bis zur Einschulung Anspruch auf Hörfrühförderung. Ihr Pädaudiologe* nennt Ihnen die zuständige Einrichtung vor Ort. Im Idealfall setzt diese bereits parallel zur Hörgeräteversorgung ein. Die Fachleute begleiten die Familien und unterstützen in erster Linie die Kommunikation zwischen Eltern und Kind über eine natürliche, ganzheitliche Förderung im Alltag.

Hörfrühförderung unterstützt die ganze Familie.

In der Schweiz ist vom Baby bis zum Ende der Erstausbildung der dort sogenannte audiopädagogische Dienst für die Förderung zuständig. In Österreich werden Kinder nach einer Versorgung mit Hörgeräten oder Cochlea-Implantaten (CI)* durch die Hörfrühförderung und Logopädie betreut.

Tipp

→ *Kontakte zu ebenfalls betroffenen Familien sind oft hilfreich. Neben dem Austausch der Erwachsenen zu den vielen Themen des Alltags ist es auch für die Kinder selbst eine wertvolle Erfahrung, Mädchen und Jungen im gleichen Alter mit Hörgeräten oder CI zu treffen – eine Situation, die es für viele durch die Inklusion nicht oft gibt.*

Die Pädakustik

Wird eine Schwerhörigkeit entdeckt, so stellt der zuständige Facharzt eine „ohrenärztliche Verordnung einer Hörhilfe" aus. Damit gehen Eltern und Kind zu einem Hörgeräteakustiker mit Erfahrung in der Kinderversorgung oder noch besser zu einem Pädakustiker*.

Kinderakustiker heißen Pädakustiker.

Das Thema „Kindliche Hörgeräteversorgung“ ist ein ganz eigenes Fachgebiet. Deshalb ist ein Hörgeräteakustiker aus dem Erwachsenenbereich nicht unbedingt der richtige Ansprechpartner. Die Ansprüche an eine Kinderversorgung sind im Gegensatz zu einer Altersschwerhörigkeit grundverschieden: Bei älteren Menschen mit Schwerhörigkeit ist es oft schwierig, sie wieder an die Lautstärke der Umwelt und das Hören bzw. Verstehen in lauter Umgebung zu gewöhnen. Bei ihnen hat sich die Schwerhörigkeit oft schleichend über viele Jahre entwickelt und sie sind in vielen akustischen Situationen „hörentwöhnt“. Diese Gewöhnung dauert oft lange und erfordert viel Training. Bei Kindern ist die Situation komplett anders: Sie entwickeln schnell eine Hörneugier und nehmen alle akustischen Informationen, die sie erstmalig oder mit der Hörtechnik einfacher wahrnehmen können, interessiert auf. Die Akzeptanz der Hörgeräte ist bei korrekter Einstellung und guter Begleitung von Eltern und Kind meist problemlos. Auch die Geräte für Kinder müssen anderen Ansprüchen genügen, z. B. deutlich robuster sein, gerade wenn es sich um die Versorgung von Säuglingen oder Kleinkindern handelt.

Mit zwei Ohren hört man besser!

Als Standardversorgung gilt die Versorgung beider Ohren. Nur mit zwei funktionierenden Ohren kann eine Richtungslokalisation gelingen. Das menschliche Gehirn braucht außerdem die Informationen von beiden Ohren, um Sprache aus Nebengeräuschen herauszufiltern, und wir hören mit zwei Ohren entspannter, benötigen also weniger Energie. Wenn die Schwerhörigkeit nur eine Seite betrifft, wird natürlich auch nur diese mit Hörtechnik versorgt.

Wenn auf einer Seite ein CI getragen wird und auf der anderen ein Hörgerät, spricht man von bimodaler Versorgung*. Dies ist gar nicht so selten der Fall, da viele Kinder und Erwachsene rechts und links ein unterschiedliches Hörvermögen haben. Eine bimodale Versorgung* zählt daher weltweit genau so zur Standardversorgung wie die Anpassung von zwei CIs oder zwei Hörgeräten. Sie kann einige Vorteile bieten, weil vor allem beim Musikhören eine detailliertere Klangwahrnehmung beschrieben wird. „Der angenehme Klang kommt eher vom Hörgeräteohr, das Sprachverstehen eher vom CI-Ohr. Mitunter kann es aber auch genau umgekehrt sein." (Hoppe 2019, 36).

Hörgerät und CI ergänzen sich gut.

Die Eingewöhnung geschieht in erster Linie dadurch, dass die Hörtechniken möglichst ganztags auf beiden Ohren getragen werden. So lernt das Gehirn, die akustischen Signale beider Seiten zu verarbeiten. Isolierte Übungen mit jeweils nur einem Ohr sind dagegen oft nur eine zusätzliche Maßnahme. Belastung sowie Nutzen für das Kind müssen je nach Alter und Vorgeschichte gut abgewogen werden.

Die Testphase

Die Auswahl und korrekte Einstellung der Hörgerätetechnik ist nur erfolgreich, wenn die Geräte in unterschiedlichen Alltagssituationen ausführlich ausprobiert werden können. Das dauert in der Regel mehrere Wochen, im Einzelfall auch Monate. Das gilt auch für die Programmierung eines Sprachprozessors. Bei der Hörgeräteversorgung von älteren Kindern werden mehrere Hörgerätetypen ausprobiert, bei Säuglingen ist manchmal der Versuch mit einem Gerätetyp ausreichend: Mit zunehmender Hörerfahrung werden die Hörreaktionen sicherer; somit wäre dann das zuletzt getestete Hörgerät auch das beste, weil das Baby oder Kleinkind damit die sichersten Reaktionen zeigt. Wichtiger ist, den Verlauf der Hör- und Sprachentwicklung zu begleiten und die Hörgeräteeinstellung regelmäßig zu überprüfen bzw. zu optimieren.

Nach erfolgreicher Abnahme der Versorgung durch den Arzt, der die Verordnung dafür ausgestellt hat, rechnet der Akustiker die Kosten für die Hörgeräteversorgung mit der gesetzlichen Krankenkasse ab. Privatversicherte bekommen eine Rechnung über die Hörgeräteversorgung zur Vorlage bei ihrer Krankenkasse.

Das Cochlea-Implant-Zentrum

Sollte der Hörgewinn mit der bestmöglichen Hörgerätetechnik nicht für einen erfolgreichen Spracherwerb ausreichen, wird in der Regel eine Cochlea-Implantation* vorgeschlagen. Zur Besprechung der Details werden Eltern an ein Cochlea-Implant-Zentrum* verwiesen. Dort und in der operierenden Klinik gibt es eine umfassende Beratung und eine Reihe von Voruntersuchungen, um dann gemeinsam über eine eventuelle Operation zu entscheiden. Bei einer CI-Versorgung schreibt die Klinik direkt einen Antrag zur Kostenübernahme an die Krankenkasse.

Im Gegensatz zu Hörgeräten, die das Kind einfach ausprobieren kann, ist die Entscheidung für ein bestimmtes CI in der Regel eine Entscheidung für Jahrzehnte. Gleichzeitig kann ein Laie die feinen technischen Unterschiede nur schwer verstehen. Lassen Sie sich u.a. die äußeren Unterschiede und die Handhabung im Alltag erklären und fragen Sie nach der Zuverlässigkeit der Systeme. Beruhigend ist zu wissen: Wie gut Ihr Kind hören und sprechen lernt, hängt nicht von der Wahl eines bestimmten CI-Fabrikates ab. Es gibt andere wichtige Faktoren, z.B. wie sprachbegabt Ihr Kind ist, in welchem Alter die Diagnose gestellt wurde, ob es schon einmal gehört hat, ob es zusätzliche Entwicklungsbeeinträchtigungen hat und wie die ganze Familie durch Frühförderung, Kita und Schule unterstützt und begleitet wird.

Im CI-Zentrum* findet nach der Implantation auch die sogenannte CI-Reha mit einer ganzheitlichen Förderung der Kinder statt. Dazu gehören neben den Therapien mit dem Kind und der Beratung der Eltern auch Hörtests zur Kontrolle des Hörvermögens. Außerdem finden dort die Anpassungen und Kontrollen der CIs statt. Trägt ein Kind auf einer Seite ein Hörgerät und auf der anderen ein CI, ist für alle Belange rund um das Hörgerät weiterhin der Pädakustiker* zuständig.

Kein CI ohne CI-Reha!

Jedes CI-Zentrum* arbeitet eng mit einer operierenden Klinik zusammen.

In der Schweiz ist dies anders gelöst. Die CI-Reha führt der audiopädagogische Dienst durch. Die Kontrollen und Anpassungen der Hörtechnik werden in der operierenden Klinik durchgeführt. Zu Beginn der Versorgung wird versucht, dass bei diesen wichtigen Terminen die Audiopädagogen mit anwesend sind, da der direkte fachliche Austausch die Optimierung der Einstellung sehr erleichtert. Diese Regelung gilt auch bei einer Hörgeräteversorgung für die Termine beim Pädakustiker*.

In Österreich gibt es ebenfalls keine Cochlea-Implant-Zentren*. Der Begriff „Implantatzentrum" steht oft ausschließlich für eine Klinik, die Implantationen durchführt. Die Nachsorge, also die CI-Reha, wird bei Kindern in der Regel über die Hörfrühförderung und die Logopädie durchgeführt.

CI-Nachsorge durch den Akustiker

Teilbereiche aus der CI-Nachsorge werden zunehmend von Hörgeräteakustikern nach entsprechender Schulung mit übernommen, da die große Anzahl der CI-Träger nicht mehr langfristig und umfassend allein von den CI-Zentren betreut werden kann. Eine intensive Zusammenarbeit der Fachleute ist auch hier unverzichtbar.

Die Krankenkasse

Für Erwachsene gibt es Richtwerte, ab welchem Grad der Schwerhörigkeit ein Hörgerät angepasst und bezahlt wird. Für Kinder gilt das nicht. Wird bei einem Kind eine Einschränkung des Hörvermögens festgestellt, hat es Anspruch auf eine Versorgung mit der passenden Hörtechnik.

Der Betrag für Kinderhörgeräte ist höher.

Die Krankenkassen zahlen außerdem für die Versorgung eines Kindes oder Jugendlichen eine deutlich höhere Summe als für Erwachsene. Mit diesem Betrag lassen sich qualitativ sehr gute Versorgungen durchführen, so dass Eltern sich in der Regel nicht an den Kosten beteiligen müssen. Einige Versorgungen, z.B. mit Knochenleitungshörgeräten*, gelten als Sonderversorgungen. Für die Übernahme dieser Kosten gibt es jeweils eine Einzelfallentscheidung durch die zuständige Krankenkasse. Wenn die Krankenkasse einmal die Kostenübernahme genehmigt hat, so sind auch die Folgekosten abgedeckt. Die meisten Krankenkassen in Deutschland zahlen eine jährliche Pauschale, die dann die regelmäßigen Nachsorgetermine, die Batteriekosten, eventuell notwendige neue Ohrpassstücke (Otoplastiken*) sowie Reparaturen abdeckt.

Das häufigste und sehr sinnvoll einsetzbare Zubehör ist eine drahtlose Übertragungsanlage (DAÜ)*. Durch diese bleibt Sprache auch aus größerer Entfernung und bei starken Nebengeräuschen gut verständlich. Mit einer Verordnung durch den Pädaudiologen* oder HNO-Arzt werden in Deutschland die Kosten für eine Übertragungsanlage bei Kindern und Jugendlichen während der Kita- und Schulzeit in der Regel von der Krankenkasse erstattet, wenn der Hörgewinn nachgewiesen wird.

Neue Hörgeräte werden nach vier bis fünf Jahren erstattet.

Für Hörgeräte gibt es eine Mindestgebrauchszeit. Bei einigen Krankenkassen erfolgt eine neue Versorgung bereits nach vier, bei anderen erst nach fünf Jahren. Nach Ablauf der Mindestgebrauchszeit ist keine weitere Begründung für eine Neuversorgung nötig. Beim Wechsel vom Sprachprozessor eines CIs gibt es keine Mindestgebrauchszeit. Hier entscheiden vergleichende Messungen mit dem alten und neuen Prozessor, die nachweisen, dass z.B. das Sprachverstehen im Störgeräusch mit dem neuen Modell besser ist. Die Begründung, dass er kleiner ist oder bessere Ankopplungsmöglichkeiten, z.B. via Bluetooth*, hat, sind für eine Neuversorgung bei der Krankenkasse nicht entscheidend. Neue Sprachprozessoren sind in der Regel „rückwärtskompatibel“. Das heißt, dass sie mit dem verbleibenden, einoperierten Teil funktionieren.

Kostenübernahme durch private Krankenkassen

Inwieweit die Kosten von privaten Krankenversicherungen übernommen werden, hängt von den individuellen Verträgen ab und ist daher sehr unterschiedlich.

Es kann immer wieder vorkommen, dass ein Hörgerät oder Sprachprozessor verloren geht. Das ist zunächst für alle Beteiligten eine Schreckensnachricht. Kinder bekommen aber eine Ersatzversorgung über die Krankenkasse. Zunächst benötigt das Kind eine neue Verordnung durch den Facharzt. Eltern schreiben eine Verlustanzeige, aus der hervorgeht, dass sie trotz aller Bemühungen das Hörgerät nicht wiederfinden konnten und um eine erneute Kostenübernahme bitten. Diese beiden Schreiben werden dann mit einem Kostenvoranschlag des Akustikers für die Ersatzversorgung an die Krankenkasse zur Genehmigung gegeben. Bei einem verlorenen Sprachprozessor wenden sich Eltern möglichst zeitnah an den Kundenservice des jeweiligen CI-Herstellers. Dieser kümmert sich um die Zusendung eines neuen Prozessors und die Abwicklung der Kostenabrechnung, wenn Sie gesetzlich krankenversichert sind. Bei einer privaten Krankenkasse wird die Rechnung den Eltern zugeschickt, die sich dann um die Erstattung selbst kümmern.

Verlorene Hörgeräte sind keine Katastrophe!

In der Schweiz werden Hörgeräte, CIs und Zubehör in der Regel über die Invalidenversicherung finanziert.

In Österreich ist es je nach Bundesland unterschiedlich geregelt. Hörgeräte und CIs werden jedoch weitgehend durch die Krankenkasse übernommen. Für Zubehör gibt es aber z.B. sogenannte Hilfsmittelpools, die drahtlose Übertragungsanlagen verleihen. Die Kosten für die Batterien werden im Gegensatz zu Deutschland und der Schweiz weder für Hörgeräte noch für CIs übernommen.

Auswahl der Hörtechnik

Für alle, die das erste Mal mit dem Thema „Hörtechnik“ konfrontiert werden, ist dies zunächst ein unübersichtliches Gebiet: Es gibt unterschiedliche Firmen, die alle verschiedene Bauformen und Typen von Hörgeräten und Hörimplantaten sowie Zubehör im Angebot haben. Jedes einzelne Gerät kann außerdem durch eine Vielzahl von Einstellungsmöglichkeiten den individuellen Bedürfnissen angepasst werden. Hier nun einige Fakten, die Ihnen die Orientierung zu diesem Thema erleichtern.

Formen von Hörtechnik

Knochenleitungsversorgung ▸ Bei einer Schallleitungsschwerhörigkeit* kann der Schall nicht ungehindert über das äußere Ohr und das Mittelohr transportiert werden. Deshalb muss dieses Hörproblem bei starker Ausprägung mit einem sogenannten Knochenleitungshörgerät* versorgt werden. Dabei werden Sprache, Musik oder Geräusche in Vibrationen umgewandelt und über den Schädelknochen des Kindes, mittels Knochenleitungshörer, direkt zum Innenohr geleitet. Das Kind trägt dafür ein spezielles Hörgerät, das hinter dem Ohr auf dem Kopf aufliegt und diese Vibrationen erzeugt. Damit werden die Ursache der Hörstörung im äußeren oder im Mittelohr umgangen und die akustische Information direkt zum Innenohr gesendet.

Schall wird über Vibration weitergeleitet

Es ist schwer vorstellbar, aber Knochenleitungshörgeräte ermöglichen durch ihren erstaunlich natürlichen Klang einen altersgemäßen Spracherwerb, wenn eine frühe Versorgung erfolgt und keine zusätzlichen Entwicklungsbeeinträchtigungen bestehen.

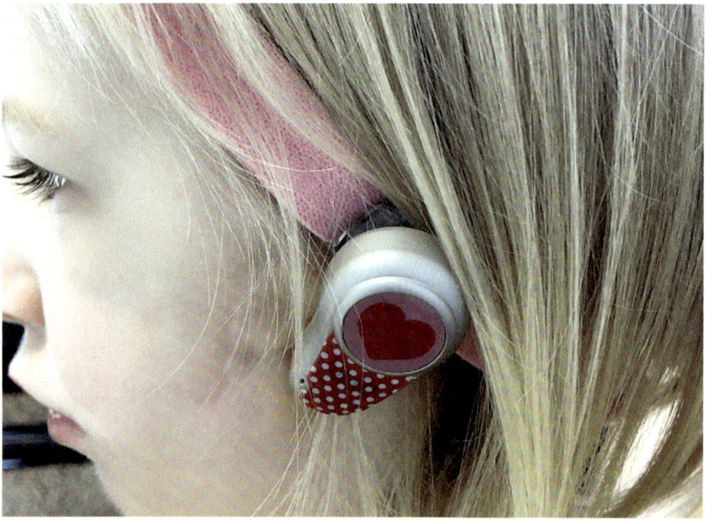

Abb. 2: Knochenleitungshörgerät im Stirnband

Neben der Trageform im Stirn- bzw. Softband (Abb. 2) gibt es die Befestigung mit einem Kopf- oder Nackenbügel, einem Cap oder einem Klebepad. Viele Hersteller dieser Geräte bieten die Möglichkeit, dass verschiedene Tragearten mit nur einem Gerät ausprobiert werden können.

Bei älteren Kindern kommen auch Geräte in Frage, die operativ im Knochen verankert werden. Dafür spricht die sicherere Befestigung des Gerätes, wodurch sich die Qualität der Schallübertragung deutlich verbessert. Außerdem ist die Gefahr von unangenehmen Druckstellen geringer. Es gibt Geräte, die direkt durch die Haut im Knochen verankert werden oder solche, die durch die geschlossene Haut über eine magnetische Verbindung die Signale bzw. Vibrationen weiterleiten. Für die Operation müssen jedoch anatomische Voraussetzungen, wie z. B. eine gewisse Knochendicke des Schädels, gegeben sein. Sie kann daher erst in einem bestimmten Lebensalter erfolgen. Dazu kann Ihnen Ihr Pädaudiologe* Auskunft geben.

Außerdem gibt es kosmetische Operationen, z.B. wenn die Ohrmuschel nicht richtig ausgebildet ist. Diese kann von spezialisierten Chirurgen nachgebildet werden.

Mittelohrimplantate ▸ Man unterscheidet passive und aktive Mittelohrimplantate*. Sind die Strukturen im Mittelohr nicht richtig angelegt oder durch Entzündungen angegriffen, so können künstliche Gehörknöchelchen aus Titan oder Keramik operativ eingesetzt werden (passive Implantate). Aktive Implantate sind implantierbare Hörverstärker, die in das Mittelohr eingesetzt werden. Der Hörverstärker wandelt Schall in Schwingungen um und regt so durch seine Bewegungen die Strukturen im Mittelohr aktiv an. Diese Form der Versorgung kommt nur im Einzelfall und eher für Schulkinder in Frage.

HdO-Geräte sind die häufigste Versorgungform.

Luftleitungsversorgung ▸ Bei den meisten Schwerhörigkeiten, die mit Hörgeräten versorgt werden, handelt es sich um Schallempfindungsschwerhörigkeiten*. Schwerhörigen Kindern wird daher in der Regel ein sogenanntes HdO-Gerät* (Abb. 3) angepasst: Die Hörtechnik wird *h*inter *d*em *O*hr

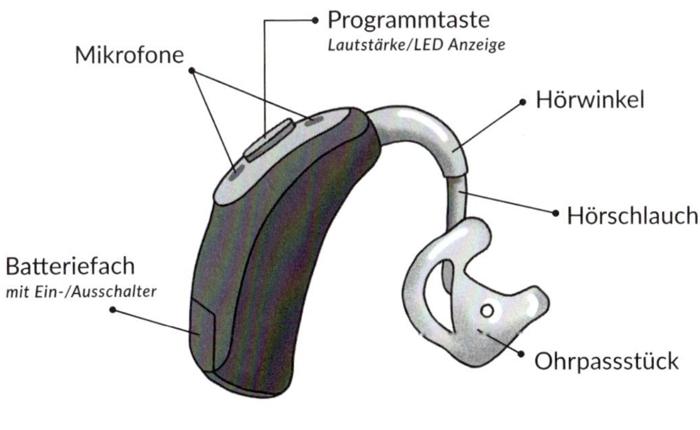

Abb. 3 Das HdO-Gerät (Birgit Baude)

getragen. Der Schall wird von den Mikrofonen aufgenommen, im Gerät verstärkt bzw. verarbeitet und über den Lautsprecher wieder abgegeben.

Der Lautsprecher im Hörgerät heißt *Hörer*.

Der Weitertransport des Schalls geschieht über einen Schallschlauch*, der mit einem Ohrpassstück verbunden ist.

Es gibt auch Luftleitungsversorgungen, bei denen die Hörtechnik nicht hinter dem Ohr, sondern im Ohr untergebracht ist, sogenannte IdO-Geräte* (*I*n *d*em *O*hr). Der Vorteil hierbei ist, dass die Schallaufnahme wie bei einem Hörgesunden im Ohr stattfindet, was das Richtungshören und das Sprachverstehen in lauter Umgebung erleichtert. Diese Hörsysteme können in der Ohrmuschel (Concha-Geräte*) oder im Gehörgang getragen werden. Bei letzteren sind die Gehäuse teilweise so klein, dass sie mittels eines Nylonfadens herausgezogen werden (z.B. CIC: *C*omplete *I*n *C*anal*). Die Frage, ob ein IdO-Gerät* getragen werden kann, ist vor allem von der Größe und der Druckempfindlichkeit des Gehörgangs, aber auch von der Ohrenschmalzproduktion, dem Fremdkörpergefühl sowie dem Ausmaß der Schwerhörigkeit des Trägers abhängig. Bei Kindern, deren Ohren noch schnell wachsen, kann diese Hörtechnik noch nicht verwendet werden, da das komplette Gehäuse des Hörgerätes ständig erneuert werden müsste. Deshalb werden diese Geräte erst zum Ende der Pubertät als eine Versorgungsmöglichkeit angeboten (Kap. 2).

Tipp

→ *Luftleitungs- und Knochenleitungshörgeräte gibt es auch „in der Brille": Das kann kosmetisch sehr elegant gelöst werden, da das Gehäuse der Hörtechnik farblich passend zur Brille eingefärbt wird. Nachteilig ist jedoch, dass bei einer Brillenreparatur auch kein Hörgerät zur Verfügung steht und umgekehrt. Muss bei Regen die Brille abgenommen oder bei Sonnenschein die Brille gewechselt werden, so fehlt dann auch die Hörunterstützung. Daher sind sie für die Kinderversorgung nicht geeignet. Hörgeräte sind heutzutage so klein, dass sie auch mit einer normalen Brille problemlos getragen werden können.*

Cochlea-Implantat (CI) ▸ Das CI-System besteht aus einem äußeren und einem inneren Teil. Zum äußeren Teil gehören der Sprachprozessor (Audioprozessor) mit Akku oder Batterien und eine Sendespule (Abb. 4a). Der innere, einoperierte Teil besteht aus dem Empfänger, einem Magnet zum Halt der Sendespule und dem Elektrodenträger, welcher in die Hörschnecke (Cochlea*) eingeführt wird (Abb. 4b).

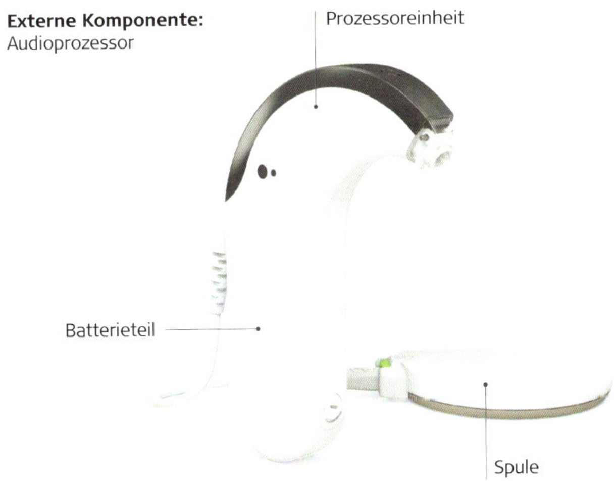

Abb. 4 a CI Externe Komponente (MED-EL)

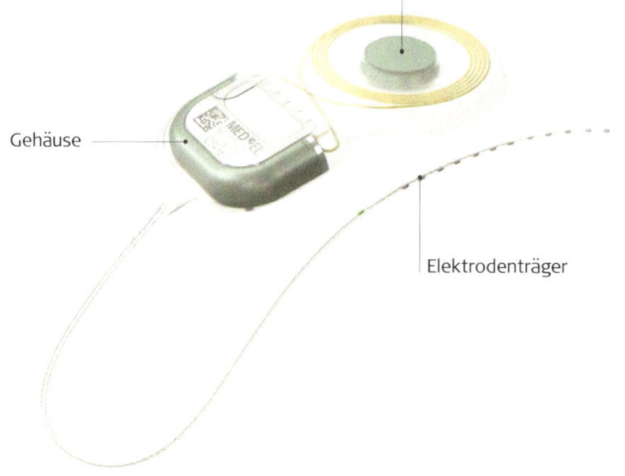

Abb. 4 b CI Interne Komponente (MED-EL)

Tipp

→ *Für ältere Schulkinder kommt evtl. auch die Form des CIs in Frage, die „Single Unit" genannt wird. Hierbei wird die komplette Technik in einem Gehäuse auf der Sendespule untergebracht und das Ohr selbst bleibt frei. Diese wesentlich kleinere und leichtere Form löst sich aber auch schneller bei Bewegungen als ein konventioneller Sprachprozessor, der hinter dem Ohr getragen wird und zusätzlich mit einem Ohrpassstück befestigt werden kann. Eine Erprobung im Alltag ist auch hier sinnvoll.*

Als besondere Form der CI-Versorgung gilt die sogenannte Elektrisch-akustische Stimulation (EAS)*, auch Hybrid-Gerät* genannt. Hierbei sind zwei unterschiedliche Systeme in einem Gerät kombiniert: ein Hörgerät und ein CI. Es werden sowohl die akustischen Signale eines Hörgerätes als auch die elektrischen Impulse eines CI-Prozessors gehört. Die akustische Stimulation erfolgt im tiefen Frequenz*bereich, die elektrische im Hochtonbereich. Das hat u. a. den Vorteil, dass Sprache aus lauter Umgebung besser herausgefiltert werden kann. Voraussetzung für diese Trageweise ist ein gutes, stabiles Gehör im Tieftonbereich im Gegensatz zum deutlich schlechteren Hören der hohen Töne. Kinder mit dieser speziellen EAS-Versorgung* sind eher älter, weil sich das Hörvermögen im Tieftonbereich nicht mehr ändern darf, wofür im Hörtest schon sehr genaue Angaben nötig sind. Das ist auch der Grund, warum Babys und Kleinkinder ein herkömmliches CI bekommen.

ID-Nummer

Jedes CI hat heutzutage eine ID-Nummer und erkennt den dazu gehörigen Sprachprozessor. Bei einem Seitentausch hört das Kind daher nicht. Auch kleine, neugierige Entdecker in der Kita können, wenn sie mal untereinander ihren Sprachprozessor tauschen, mit dem fremden Gerät nicht hören.

CROS-Versorgung ▸ Wenn ein Ohr normal hörend und das andere an Taubheit grenzend schwerhörig ist, so benötigt das eine Ohr kein Hörgerät und das andere Ohr ist zu stark schwerhörig, um von einem Hörgerät zu profitieren. In diesem Fall hilft eine CROS-Versorgung*. CROS steht für „*C*ontralateral *R*outing *o*f *S*ignals“ und bedeutet, dass ein Mikrofon auf der schlecht hörenden Seite die Schallsignale aufnimmt und diese über ein Kabel oder per Funk zum Hörgerät auf die gut hörende Seite leitet. Mit der CROS-Versorgung* ist zwar kein beidohriges, stereophones Hören möglich, das Kind kann aber von der tauben Seite angesprochen werden und trotzdem verstehen.

Es gibt verschiedene Lösungen bei einseitiger Taubheit.

Diese Art der Versorgung ist auch möglich, wenn ein Ohr taub ist und auf der besseren Seite eine Höreinschränkung vorliegt, die jedoch gut mit Hörtechnik versorgt werden kann. In diesem Fall kommt eine BiCROS*-Technik zum Einsatz: Man arbeitet dann mit mehreren Mikrofonen. Ein herkömmliches Hörgerät auf der schwerhörigen Seite und ein zusätzliches Mikrofon auf dem tauben Ohr. Sprache oder Geräusche können so von der tauben Seite auf die Seite mit dem schwerhörigen Ohr übertragen und dort mit der notwendigen Verstärkung gehört werden.

Eine weitere Variante der CROS-Versorgung* arbeitet über Knochenleitung: Man setzt ein Knochenleitungshörgerät* auf die taube Seite und leitet so den Schall von der schlechten Seite über den Schädelknochen auf das gute Innenohr der Gegenseite. Wird diese Variante frühzeitig ausprobiert, gewöhnen sich Kinder sehr schnell daran.

Außerdem besteht bei einer einseitigen Taubheit auch die Möglichkeit einer CI-Versorgung. Ein unverbindliches Beratungsgespräch mit Ihrem Pädaudiologen* oder in einem CI-Zentrum* schafft Klarheit.

Wichtige Merkmale von Hörgeräten

Neben den verschiedenen Formen von Hörsystemen gibt es eine Vielzahl von Einstellungsmöglichkeiten, die, abgesehen von der individuellen Verstärkung, nach Bedarf aktiviert werden. Hier einige Beispiele:

„Intelligente Hörgeräte“ sind nicht immer optimal!

Hörprogramme und automatische Verarbeitung der Hörumgebung ▸ Hörgerätehersteller werben mit dem Begriff „Intelligente Hörgeräte“. Damit ist gemeint, dass diese Hörsysteme die aktuelle Hörumgebung erkennen können. Die Einstellung wird durch die Programmwahl vom Träger selbst geändert (Taste am Gerät bzw. App am Smartphone) oder es geschieht automatisch. So wird z.B. Sprache im

Restaurant besser verstanden oder im Konzert die Musik gut übertragen. Kinder müssen jedoch zu Beginn erst Hörerfahrung sammeln und lernen, wie sich Nebengeräusche und Sprache in den verschiedenen Situationen anhören. Das ist die Voraussetzung für eine gute Hörentwicklung und den daraus folgenden Spracherwerb. Deshalb wird bei Babys und Kleinkindern auf diese Automatik zunächst verzichtet. Mit zunehmendem Alter und zunehmender Hör- und Sprachentwicklung kann diese Technologie aktiviert werden. Nicht selten bestehen ältere Kinder und Erwachsene jedoch auf ihrem gewohnten Hören und tolerieren die automatische Verarbeitung der akustischen Umgebung durch die Hörsysteme nicht.

Rückkopplungsunterdrückung ▸ Das Pfeifen eines Hörgerätes entsteht, wenn der verstärkte Schall wieder auf das Mikrofon trifft. Das passiert z. B., wenn ein Ohrpassstück zu klein wurde, weil das Ohr des Kindes gewachsen ist. Auch wenn ein Kind sich direkt an ein Kissen oder z. B. an die Schulter der Mama anlehnt, entsteht dieses Rückkopplungspfeifen. Mit dieser automatischen Funktion werden Rückkopplungen erkannt und umgehend ausgelöscht.

Pfeifen bedeutet Rückkopplung.

Mehr-Mikrofon-Technologie ▸ Hörgeräte haben heutzutage zwei Mikrofone: Das vordere Mikrofon nimmt direkt die Sprache des Gegenübers auf, das andere den Schall aus allen Richtungen.

Frequenzkompression ▸ Werden die hohen Frequenzen* nur noch sehr schlecht gehört, können diese in den tieferen, besser hörbaren Frequenz*bereich „verschoben“ werden. Damit hören die Kinder z. B. die Endkonsonanten und Zischlaute, wie f, sch und s oder Vogelgezwitscher und Grillenzirpen.

Binaurale Kopplung ▸ Damit stehen beide Hörgeräte miteinander in Verbindung und synchronisieren sich in ihren Funktionen. Dies geschieht über eine Technologie per Nahmagnetfeld. Gesundheitliche Risiken gibt es bei diesen geringen Feldstärken nicht. In Zukunft werden auch Hörgerät und CI vermehrt zusammenarbeiten, wenn ein Kind mit diesen beiden Geräten versorgt ist.

Hörgeräte können miteinander kommunizieren.

Beispiel

Mara ist 14 Jahre alt und telefoniert auf einem Ohr mit ihrem Handy. Ihre Hörgeräte erkennen diese Situation und senden die Handysignale auch auf das Gegenohr. Mara hört die Stimme ihrer Freundin dann mit beiden Hörsystemen.

Datalogging ▸ Dadurch wird die Nutzungsdauer des Hörgerätes und die Verwendung der einzelnen Hörprogramme vom Pädakustiker* ausgelesen. Er bekommt so einen Überblick über die Nutzung der Geräte seit dem letzten Treffen, was für die Optimierung der Einstellung hilfreich ist.

Bluetooth-Technologie ▸ Mit diesem Funkstandard können Hörgeräte oder Sprachprozessoren mit Multimedia-Geräten verbunden werden. Außerdem ist es möglich per Bluetooth*, über eine App des Hörtechnikherstellers, Einstellungen der Hörsysteme zu verändern.

Beispiel

Die 10-jährige Anna sieht sich gerne Filme auf dem Tablet-PC an. Über ihr Smartphone kann sie mit Hilfe der App einstellen, ob sie über die Mikrofone ihrer CIs nur den Ton der Filme hören will oder auch, wenn sie z.B. von ihrem Bruder angesprochen wird.

Fragen, die Eltern zu Beginn beschäftigen

Gleichen Hörgeräte die Hörstörung aus?

Hören mit Hörtechnik erfordert mehr Konzentration.

Hörgeräte erleichtern bzw. ermöglichen Ihrem Kind den Spracherwerb und sind wertvolle Hilfen in den unterschiedlichsten Alltagssituationen, vom Gespräch über das Hören der Türklingel bis hin zum eigenen Musizieren oder Musikhören. Das Hören erfordert jedoch grundsätzlich mehr Konzentration und ist dadurch anstrengender. Es gibt immer wieder Situationen, in denen insbesondere das Sprachverständnis erschwert ist, z.B. bei Ansprache aus größerer Entfernung oder in geräuschvoller Umgebung.

Auch die besten Hörgeräte mit optimaler Einstellung können eine Schwerhörigkeit nicht komplett ausgleichen, also nicht „heilen". Gleichzeitig haben Kinder, die mit einer Hörschädigung geboren werden, keinen Vergleich und empfinden ihre Hörwahrnehmung, egal, ob mit Hörgeräten oder CIs, nicht zuletzt durch die große Plastizität des kindlichen Gehirns als „normal". Die altersgemäße Sprachentwicklung vieler hochgradig schwerhöriger oder gehörloser Kinder zeigt außerdem, dass diese sich und andere über Hörgeräte bzw. CIs so gut hören, dass eine entsprechend natürliche Aussprache und Sprachmelodie möglich sind.

Müssen Hörgeräte ein Leben lang getragen werden?

Eltern beschäftigt nach der Diagnose oft die Frage, ob sich das Gehör ihres Kindes vielleicht noch verbessern kann und es irgendwann einmal ohne Hörgeräte zurecht kommen wird.

Bei einer Innenohrschwerhörigkeit ist das in der Regel nicht der Fall.

Ausnahmen sind leichte bis mittelgradige Schwerhörigkeiten bei Babys: Bei einer Hörbahnreifeverzögerung, z.B. bei Frühgeborenen, kann es durch die Anregung mit den Hörgeräten zu einer Nachreifung der Hörbahnen kommen. In diesen sehr speziellen Fällen handelt es sich um eine sogenannte therapeutische Hörgeräteversorgung, die zeitlich begrenzt ist. Dies ist jedoch sehr selten: „Im weiteren Verlauf normalisieren sich dann bei nur sehr wenigen Kindern sowohl die kindlichen Hörreaktionen als auch die BERA*-Schwellen“. Nospes und Läßig betonen in diesem Artikel weiterhin, dass dieses Phänomen nur bei Schwerhörigkeiten bis maximal 70 dB zu beobachten ist (Nospes / Läßig 2019).

Eine Verbesserung des Gehörs ist sehr selten.

Als therapeutische Versorgung gilt auch die Anpassung von Hörtechnik bei einer Auditiven Verarbeitungs- und Wahrnehmungsstörung (AVWS)*. In der Regel ist diese Versorgung nach ca. zwei bis drei Jahren beendet, wobei es natürlich individuelle Abweichungen von dieser Zeitangabe gibt.

Kann Hörtechnik den Ohren meines Kindes schaden?

Eltern haben manchmal die Sorge, dass sich die technische Versorgung negativ auf das noch vorhandene Resthörvermögen ihres Kindes auswirken könnte. Die Gefahr der Schädigung des Gehörs durch zu starke Geräte besteht tatsächlich. Wird mit einer hohen Ausgangsleistung gearbeitet, so müssen Eltern darüber informiert und das Gehör des Kindes regelmäßig kontrolliert werden. Trotzdem ist es im Einzelfall sinnvoll, wenn das

Resthörvermögen nur gering ist, sehr leistungsfähige Geräte auszuwählen, um einen möglichst guten Spracherwerb zu erzielen. Auf jeden Fall darf die individuelle Unbehaglichkeitsschwelle nicht überschritten werden. Die Eltern beobachten dazu die Reaktionen in der häuslicher Umgebung und das Hörvermögen des Kindes wird regelmäßig kontrolliert.

Gewöhnung an zu hohe Verstärkung

Der Leitsatz sollte sein: So viel wie möglich, aber nicht mehr als nötig. Neben einer eventuellen Hörverschlechterung durch die Hörtechnik gewöhnen sich Kinder schnell an eine etwas zu laute Verstärkung und fordern diese, wenn sie älter sind und dazu schon Angaben machen können, auch immer wieder ein. Dies sollte auf jeden Fall vermieden werden.

Es kann außerdem passieren, dass Ihr Kind sagt „es rauscht", ohne dass das Hörgerät defekt ist: Alle Hörgeräte haben ein Eigenrauschen, was technisch nicht anders möglich ist. Allerdings ist durch die heutige digitale Signalverarbeitung die Lautstärke dieses Rauschens deutlich leiser geworden. Bei den meisten Hörgeräteträgern wird dieses Rauschen nur in ruhiger Umgebung wahrgenommen, was aber z.B. Schulkinder stören kann, die am Schreibtisch ihre Hausaufgaben machen sollen oder im ruhigen Klassenraum ihre Klassenarbeit schreiben. Bei der Entscheidung für ein bestimmtes Hörgerät sollte bei älteren Kindern und Jugendlichen nach der Erprobung im Alltag daher auch der Faktor „Eigenrauschen" ein Auswahlkriterium sein.

Hörgeräte haben ein Eigenrauschen.

Werden die Ohren meines Kindes durch Hörtechnik verwöhnt?

Diese Frage beschäftigt besonders Eltern von Kindern mit einer leichten oder mittelgradigen Schwerhörigkeit. Hörgeräte verwöhnen jedoch nicht, sondern das Gegenteil ist der Fall: Das Hören ohne Hörgeräte ist für diese Kinder deutlich anstrengender, wodurch die Höraufmerksamkeit nach einer gewissen Zeit abnimmt. Außerdem ist das Sprachverständnis in geräuschvoller Umgebung (Kita, Schule, lebhafte Geschwisterkinder, Verkehrslärm) so eingeschränkt, dass sie Gesprächen mit anderen Kindern oder Erwachsenen nicht mehr mühelos folgen können, wodurch z.B. Missverständnisse entstehen. Die Folge ist, dass sich die Kinder eher zurückziehen, weniger sprachlich kommunizieren und die Sprachentwicklung dadurch gehemmt und nicht gefördert wird.

Tipp

→ *Zum Schluss dieses Kapitels noch eine Bitte: Seien Sie vorsichtig mit Informationen aus dem Internet! Es gibt viele Foren, in denen Eltern von schwerhörigen Kindern und Jugendlichen miteinander kommunizieren. Da die Anbieter der Seiten unterschiedliche Interessen vertreten und die Schwerhörigkeiten und persönlichen Lebensumstände der einzelnen Kinder extrem unterschiedlich sind, ist es nicht möglich, von einem Kind auf ein anderes zu schließen. Medizinische, pädagogische oder technische Fragen sollten Sie immer vor Ort mit den Fachleuten besprechen, die Ihr Kind und seine Lebensumstände kennen.*

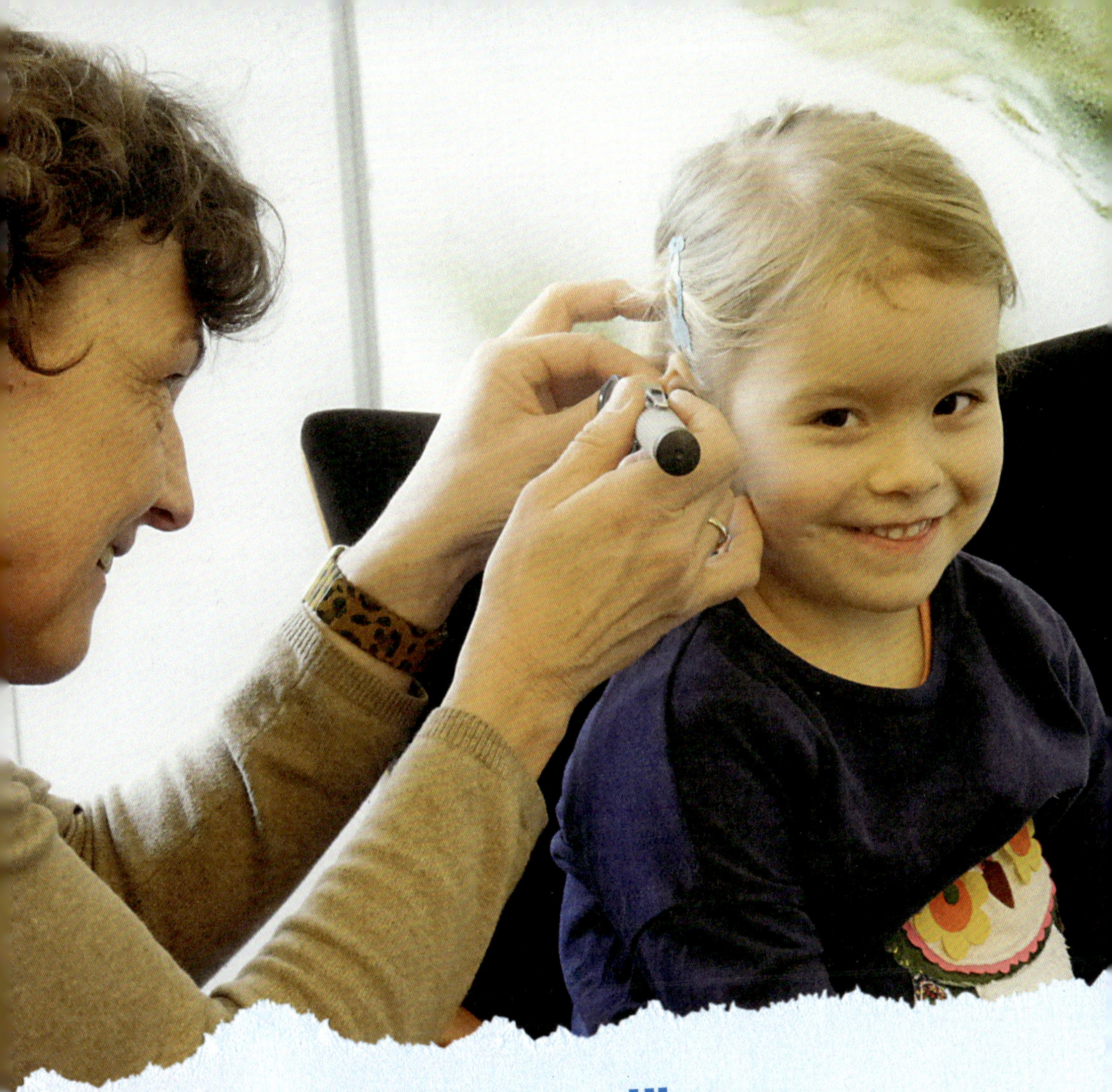

2 Beim Pädakustiker

Was erwartet Sie beim Pädakustiker, wie motiviert er Ihr Kind zum Hörtest oder den Jugendlichen zum Tragen seiner Hörgeräte? Wie verläuft eine Versorgung mit Hörtechnik bei Kindern genau? Antworten auf diese und andere Fragen zu Praxisthemen rund um die Pädakustik* finden Sie in diesem Kapitel.*

In Deutschland haben mittlerweile rund 1000 Hörgeräteakustiker die Fortbildung zum Pädakustiker* abgeschlossen und verfügen neben ihrem Fachwissen auch über eine kindgerechte Ausstattung mit entsprechendem Arbeitsmaterial. Wichtig sind jedoch auch die Erfahrung des Akustikers im Umgang mit Kindern und deren Eltern und ein gutes Einfühlungsvermögen. Die Hörfrühförderung oder eine lokale Selbsthilfegruppe hilft, den geeigneten Akustiker zu finden.

Auf der Website der Bundesinnung der Hörakustiker gibt es eine Akustikersuche nach ihrem Postleitzahlengebiet, wo Sie „Pädakustik*" als Kriterium eingeben können (Serviceteil). Grundsätzlich darf aber jeder Akustikermeister auch ohne diese Weiterbildung Kinderversorgungen durchführen. Deshalb werden über diese Suchanfrage auch weniger erfahrene „Kinder-Akustiker" angezeigt.

Im Hörtestraum ist alles auf die Testung der Kinder ausgelegt: Auf den Lautsprechern sind z.B. Lämpchen oder Bildschirme, die zur Belohnung aktiviert werden, wenn sich das Kind dem richtigen Lautsprecher zuwendet, aus dem das Testgeräusch angeboten wird. Die Kopfhörer werden für Kinder über spezielle Bügel oder Polster verkleinert. Um die Kopfhörerakzeptanz zu verbessern, kann dieser mit einer „Indianerfeder" oder einer „Prinzessinnenkrone" zu einer „Verkleidung" werden.

Der Hörtest wird zum Spiel.

Für die Spielaudiometrie* stehen unterschiedliche einfache Steckspielzeuge zur Verfügung, damit die Antwort „Das habe ich gehört", in eine Spielhandlung integriert werden kann. Dabei wird z.B. nach jedem gehörten Ton ein bunter Holzring auf einen Stab gesteckt.

Tipp

→ *Bei Kindern, die zunächst in der Spielaudiometrie sehr wenig Kooperation zeigen, ist es oft hilfreich, wenn Eltern ein Lieblingsspielzeug von zu Hause mitbringen. Dann wird z.B. der Holzring dem eigenen Teddybär ans Ohr gehalten und „wenn der Teddy gehört hat“, wird der Ring aufgesteckt. Kinder haben ein sehr feines Gespür dafür, dass etwas getestet wird, was sie eventuell nicht gut können, in diesem Fall das Hören. Daher ist es entscheidend, dass das Kind Freude an der Aufgabe hat.*

Eine Interpretation der Hörreaktionen im Säuglings- oder Kleinkindalter erfordert viel Erfahrung. Eine Reaktion im Hörtest wird erst gewertet, wenn sie dreimal bei exakt der selben Lautstärke sicher erfolgte.

Hörschwelle und Reaktionsschwelle

- Die Hörschwelle zeigt die Werte, bei denen das Kind anfängt zu hören.
- Die Reaktionsschwelle zeigt die Werte, bei denen das Kind Reaktionen zeigt. Bei Babys und Kleinkindern oder bei Kindern mit starken Entwicklungsbeeinträchtigungen liegen die beiden Schwellen oft weit auseinander: Sie reagieren erst, wenn sie die Testtöne oder die Kinderlieder bereits deutlich hören und nicht schon, wenn sie diese gerade eben wahrnehmen.

Wenn über Lautsprecher oder Kopfhörer mit Wörtern getestet wird, ist es bei Kindern, die noch am Beginn der Sprachentwicklung stehen, sinnvoll, den Eltern eine Kopie der Testvorlage mitzugeben, damit sie die Wörter zu Hause ein wenig üben können. Die Kinder sprechen dann im Test die Wörter nach oder zeigen in der einfacheren Version auf das entsprechende Bild.

Testwörter sollten bekannt sein.

Zur Ausstattung des Akustikers gehört außerdem die Messbox*. Dies ist eine Messeinheit, mit der die technischen Daten des Hörgerätes oder auch das Verhalten der Hörsysteme direkt am Ohr des Kindes gemessen werden können. Diese sogenannte In-situ-Messung, Messung des Hörgerätes „am Platz", ist wichtig, weil jeder Gehörgang anders geformt ist, was sich auf die Schallübertragung auswirkt.

Zur räumlichen Ausstattung des Akustikers gehören auch eine Werkstatt und ein Labor. Viele Kinder und Jugendliche finden diesen Bereich besonders spannend, weil sie gerne bei einer Reparatur ihres Hörgerätes oder Ohrpassstücks zusehen oder helfen möchten. Man sollte jedoch auf die Verletzungsgefahr hinweisen und eine Schutzbrille zur Verfügung stellen, wenn z. B. gefräst oder gebohrt werden muss. Kinder empfinden es als besondere Wertschätzung, wenn sie bei kleineren Reparaturen unterstützend mitarbeiten dürfen. Außerdem lernen sie dabei schnell und einfach die Fachbegriffe für die einzelnen Teile ihrer Hörtechnik kennen (Abb. 5).

Kinder helfen in der Werkstatt.

Wie häufig muss ein Kind zum Pädakustiker?

In der Phase der Hörgeräteanpassung muss das Kind zunächst sehr regelmäßig ca. alle 10–14 Tage über einen Zeitraum von etwa sechs bis acht Wochen (je nach Verlauf der Anpassung) zum Pädakustiker.

Wichtig sind auch die darauf folgenden Nachsorgetermine:

- Bei Kindern unter einem Jahr sind Nachsorgetermine ca. alle zwei bis drei Monate erforderlich, vor allem, weil die Ohren in dieser Phase noch schnell wachsen.
- Nach dem ersten Geburtstag reichen meist Termine im Rhythmus von drei Monaten aus.
- Wenn sich die Schwerhörigkeit bis zum Eintritt ins Jugendlichenalter wenig verändert hat, können die Termine auf zweimal im Jahr reduziert werden.

Tipp

→ *Lassen Sie sich am Ende eines Jahres eine Terminübersicht von Ihrem Akustiker erstellen, wie oft sie in diesem Zeitraum bei ihm waren. Die Fahrtkosten können Sie bei Ihrer Steuererklärung geltend machen.*

Parallel zu Ihrem Pädakustiker* gibt es Vorstellungstermine bei dem betreuenden Pädaudiologen* bzw. HNO-Arzt. In der Phase der Diagnosefindung kann dies mehrmals im Quartal sein. Bei einer bekannten Diagnose mit abgeschlossener Hörgeräteversorgung beschränken sich die Termine auf ein- bis zweimal im Jahr. Der Mediziner macht seine Testungen oft mit anderem Testmaterial oder unter einer anderen Fragestellung als der eher technisch denkende Akustiker. Ein Austausch der jeweiligen

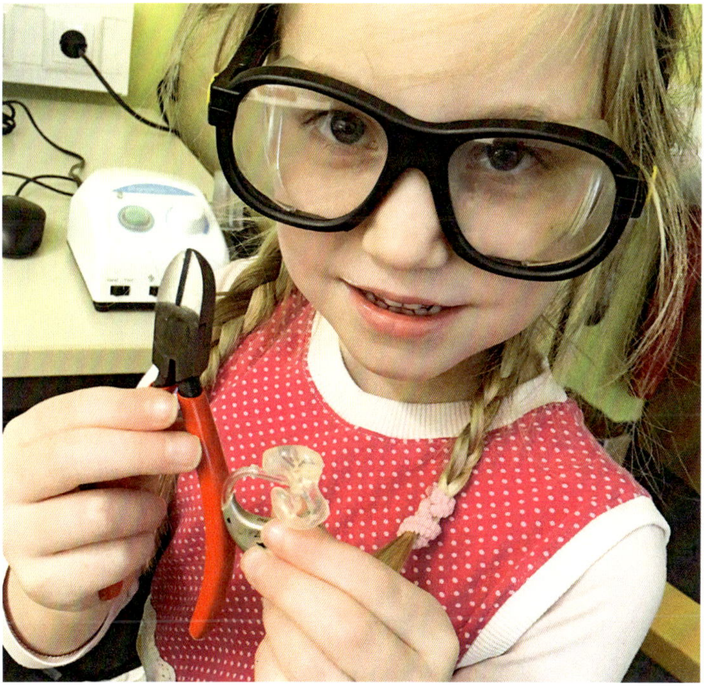

Abb. 5 Hilfe in der Werkstatt

Ergebnisse ist immer sehr gewinnbringend für eine optimale Hörgeräteversorgung.

Sammeln Sie alle Unterlagen!

Dies gilt auch für die Zusammenarbeit mit der Hörfrühförderung und den betreuenden Pädagogen in Kita und Schule. An den Beratungsstellen der Förderzentren mit dem Schwerpunkt Hören werden ebenfalls entwicklungsbegleitend Hörtests mit dem Kind durchgeführt. Eltern sollten darauf achten, dass ihnen auch diese Ergebnisse ausgehändigt werden.

Sammeln Sie alle Unterlagen rund um die technische Versorgung Ihres Kindes. Das hat viele Vorteile:

- Alle anderen betreuenden Fachdisziplinen können mit Ihrem Einverständnis sehen, wann und warum bestimmte Einstellungen an den Hörgeräten des Kindes vorgenommen wurden.
- Bei einem Wohnortwechsel haben Sie alle notwendigen Unterlagen für die nächsten Betreuungsstellen parat.
- Wird Ihr Kind älter, können Sie Fragen zur Anfangszeit der Schwerhörigkeit beantworten.
- Gibt es Veränderungen im Verlauf der Hörschwelle* Ihres Kindes, so ist dies in Ihren Unterlagen dokumentiert.
- Sollten Sie überlegen, bei Ihrem Kind den Grad der Behinderung durch die Schwerhörigkeit feststellen zu lassen, so können Sie bereits erste Hörtestunterlagen dafür bei Ihrem Versorgungs- oder Sozialamt einreichen.

Manche Pädakustiker* händigen den Eltern eine Sammelmappe als Grundausstattung zur Versorgung des Kindes aus.

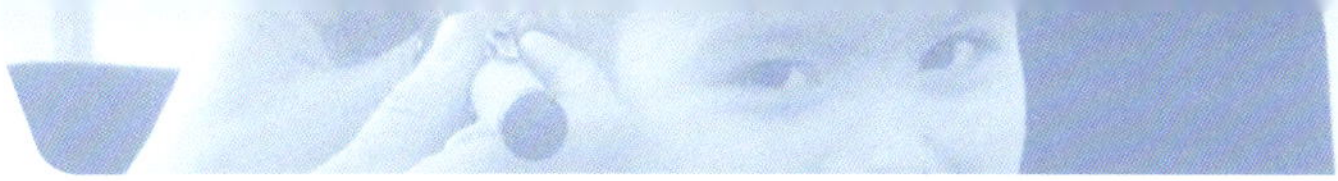

Tipp

→ *Lassen Sie sich von jedem Kontrollhörtest eine Kopie geben. Sie haben als Eltern ein Anrecht auf diese Unterlagen. Im Nachhinein an solche Unterlagen zu kommen, ist immer schwierig! Sollte es keine Veränderungen in der Schwerhörigkeit geben, so reicht es langfristig, wenn man z. B. den ersten und letzten guten Hörtest über Kopfhörer aufhebt.*

Ablauf einer Hörgeräteversorgung in der Pädakustik

Nach einem ausführlichen Gespräch werden Ihnen zu Beginn Demo-Hörgeräte gezeigt und Ihr Kind bzw. Sie suchen sich eine Gehäusefarbe oder eine Farbe für Soft- oder Stirnband bei einer Knochenleitungsversorgung aus.

Kinder wählen gerne auffällige Farben wie Pink für Ihre Hörgeräte aus, was für Eltern nicht immer einfach ist. Ein Kind ist bei der Farbauswahl unvoreingenommen und möchte die Hörgeräte natürlich in seiner Lieblingsfarbe tragen. Damit ist der erste Schritt zu einem selbstbewussten Umgang mit dem Thema „Schwerhörigkeit“ getan. Kinder erleben, dass ihre Hörbeeinträchtigung nicht etwas ist, was man verstecken muss. Eine Schwerhörigkeit ist eine unsichtbare Behinderung, die durch die farbigen Geräte sichtbar wird. Außenstehende verstehen dadurch, warum das Kind evtl. in bestimmten Situationen anders reagiert als erwartet.

Die Otoplastik ist genau so wichtig wie das Hörgerät.

Wenn es sich um eine Innenohrschwerhörigkeit handelt und ein Kind mit einem HdO-Gerät* versorgt wird, muss der Schall vom Gerät in das Ohr geleitet werden. Das passiert über eine Otoplastik*, auch „Ohrpassstück" genannt, die individuell angefertigt werden muss. Jedes Ohr ist anders, wie ein Fingerabdruck. Mit einer Abdruckmasse wird eine Abformung des äußeren Ohres und des Gehörgangs genommen. Die „Knetmasse" wird über eine „Abdruckspritze" vorsichtig in das Ohr eingebracht. Nach ca. fünf Minuten ist diese ausgehärtet und kann entfernt werden. Nach dieser Form wird das Ohrpassstück individuell angefertigt.

Tipp

→ *Vorsicht, wenn bei der Abdrucknahme für das Ohrpassstück der Begriff „Knete fürs Ohr" benutzt wird! Auf jeden Fall muss betont werden, dass dies eine „Spezial-Ohren-Knete" ist, um zu vermeiden, dass die Abformung im Kinderzimmer mit der Spielknete nachgeahmt wird.*

Jeder Millimeter Dichtigkeit ist wichtig! Während der Abdrucknahme sollten daher die Hörgeräte, die das Kind schon besitzt oder neu erhalten wird, hinter den gerade im Säuglingsalter noch sehr weichen Ohrmuscheln liegen. So ist die Ohrmuschel in derselben Position wie später, wenn das Kind die Hörgeräte trägt: Die Ohrpassstücke bekommen die optimale Passform. Trägt Ihr Kind eine Brille, sollte auch diese aufbehalten werden. Bedeutsam ist auch eine Bewegung des Mundes beim Abdruck: Das Kiefergelenk sitzt in der Nähe des Ohres und bei jeder Mundbewegung verändert sich das Ohr ein klein wenig. Wenn das Kind beim Einspritzen der Abformmasse Kaubewegungen macht oder den Mund weit öffnet, verteilt sich die Masse besser. Das kann älteren Kindern oder Jugendlichen gut erklärt werden, bei Babys hilft ein Schnuller oder ein kurzes Füttern.

Otoplastiken* werden aus unterschiedlichen Materialien und in verschiedenen Formen angefertigt. Ihr Akustiker kann z.B. mit

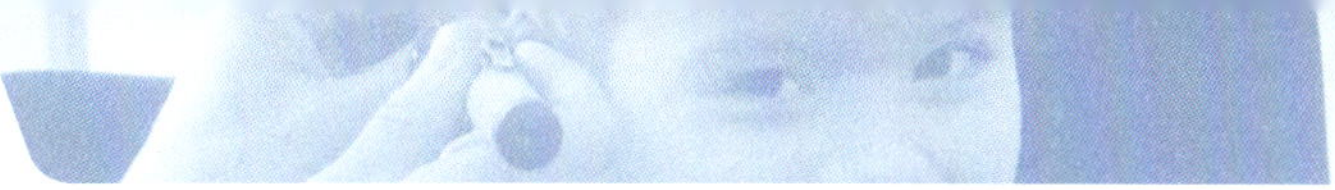

einer Zusatzbohrung im Ohrpassstück die Übertragung des Hörgerätes beeinflussen oder das Ohr belüften. Bei einigen Schwerhörigkeiten wird das Ohrpassstück sehr offen angefertigt, damit die tiefen Frequenzen* das Ohr unverstärkt erreichen und nur die hohen Töne über das Hörgerät verstärkt werden. Das ist eine sehr filigrane Trageweise, die kaum im Ohr zu spüren ist. Bei manchen CI-Trägern wird zur besseren Befestigung des Sprachprozessors ebenfalls eine spezielle, sehr offene Otoplastik* verwendet. Hier dient diese nur zum Halt und nicht zum Schalltransport.

Form und Material der Otoplastik variieren.

Lässt sich ein neues Ohrpassstück zu Anfang noch schwer ins Ohr einsetzen, so kann ein Tropfen Baby- oder Olivenöl helfen: Dieses Öl auf ein Tuch geben und das Ohrpassstück damit abwischen. So wird die Oberfläche gleitfähiger und das Einsetzen in den Gehörgang leichter. Öl hat sich hierbei besser bewährt als Cremes oder Salben, da diese schnell die Austrittsöffnung für den Schall verstopfen können. Nachteil kann sein, dass die Ohrpassstücke auch wieder leichter herausrutschen. Probieren Sie das einfach aus.

Ohrpassstücke mit Glitzer oder dem Vereins-Logo

Bei hochgradiger Schwerhörigkeit, die eine hohe Verstärkungsleistung braucht, können die Ohrpassstücke nur sehr dicht angefertigt werden, um störende Rückkopplungen zu vermeiden. Und natürlich können auch hierbei schöne Farben, vielleicht sogar Strasssteinchen oder das Logo vom Handball- oder Fussballverein ausgewählt werden. An erster Stelle sollten jedoch bei der Auswahl die Hautfreundlichkeit und der Tragekomfort stehen.

Das Phänomen der Rückkopplung wurde bereits im Kapitel „Basiswissen“ beschrieben. Dieses Pfeifen ist für die Umwelt oft unangenehmer als für das Kind selbst. Manchmal hören Kinder mit Schwerhörigkeit dieses Geräusch gar nicht oder sie provozieren es bewusst, um z.B. die Aufmerksamkeit ihrer Eltern zu bekommen. Dieses Phänomen wird mit gut sitzenden Ohrpassstücken vermieden.

Wenn ein Baby früh Hörgeräte erhält, kann es oft noch nicht frei sitzen. Dann lehnt es unweigerlich seinen Kopf an, z.B. im gut gepolsterten Autositz, wodurch die Hörgeräte pfeifen. Dagegen hilft ein zusammengerolltes kleines Handtuch als Nackenrolle, die den Kopf stützt.

Hörgeräte nicht am Ohr ausschalten

Pfeifen Hörgeräte z.B. beim Stillen, weil ein Ohr auf dem Arm der Mutter aufliegt, nehmen Sie das Hörgerät für diese begrenzte Zeit heraus. Schalten Sie die Hörgeräte nie am Ohr aus! Das Kind macht sonst eine sehr irritierende Erfahrung: Das Gerät ist am Ohr und ich höre nichts.

Was zu tun ist bei Feuchtigkeit im Schallschlauch.

Wenn im Schallschlauch*, der das Hörgerät mit dem Ohr verbindet, häufig Tröpfchen durch Kondenswasser sind, weil das Kind leicht schwitzt, fragen Sie, ob ein spezieller Trockenschlauch verwendet werden kann. Diese Tropfen können den Schalltransport behindern (Reinigung und Aufbewahrung s. Kap. 4).

Eltern haben am Anfang oft Sorgen, dass das Einsetzen der Hörtechnik dem Kind weh tut oder die teuren Geräte beschädigt werden könnten. Kinderhörgeräte sind jedoch sehr robust, das Ein- oder Aufsetzen wird schnell zur Routine und bereitet keinerlei Schmerzen.

Seit Januar 2013 gibt es eine Vorgabe der internationalen Normungsorganisation für Elektrotechnik und Elektronik (IEC), die besagt, dass Kleinkinder bis 36 Monate vor dem versehentlichen Verschlucken von Kleinteilen am Hörgerät zu schützen sind. Das heißt in der Praxis, dass die Batteriefächer so konstruiert sein müssen, dass ein kleines Werkzeug benötigt wird, um die Batterie zu entfernen. In Absprache mit der ganzen Familie muss geklärt werden, ob es sinnvoll ist, auch nach dem dritten Geburtstag noch eine Batteriesicherung einzusetzen, wenn es z.B. Spielsituationen mit jüngeren Geschwistern gibt, die vielleicht in einem unbeobachteten Moment im Kinderzimmer die Hörgeräte des großen Bruders neugierig auseinandernehmen.

Eine Batteriefachsicherung ist Pflicht!

Die verschluckbaren Einzelteile beziehen sich auch auf weitere Gehäuseteile wie z.B. den Programm- oder Lautstärkesteller oder den Hörwinkel. Auch für diese Teile können Abdeckungen eingesetzt werden, um das Entfernen und Verschlucken zu verhindern.

Tipp

→ *Lassen Sie sich mehrere Werkzeuge zum Öffnen der Batteriekammern mitgeben. Dann haben nicht nur beide Eltern, sondern auch andere Bezugspersonen, wie Großeltern und Kita-Pädagogen die Möglichkeit, die Hörgeräte im Bedarfsfall zu bedienen.*

Werden die Hörgeräte zum ersten Mal eingeschaltet, ist das auch für jeden Pädakustiker* immer noch ein großer Moment, da keiner vorhersagen kann, wie das Kind reagieren wird.

Die Bandbreite der Hörreaktionen ist weit: Einige Kinder zeigen keinerlei Verhaltensänderungen, da sie mit den neuen

Eindrücken noch gar nichts anfangen können. Andere wiederum weiten die Augen, runzeln die Stirn, halten in der Bewegung oder im Lautieren inne, lächeln oder fangen vielleicht auch an zu weinen. Nicht selten sind erste Reaktionen auf die Einschaltmelodie des Hörgerätes hin zu sehen. Deshalb sollte diese Melodie vom Akustiker bei der Programmierung aktiviert werden, so dass sie automatisch erklingt, wenn das Gerät am Ohr eingeschaltet wird. Ältere, hörgeräteerfahrene Kinder und Jugendliche können schon ein sehr genaues Feedback zum ersten Eindruck mit neuen Geräten geben.

Die ersten Hörreaktionen variieren stark.

Es ist für alle Beteiligten hilfreich, die ersten Erfahrungen mit den Hörgeräten zu dokumentieren. Dazu hat sich ein Blatt Papier mit zwei Spalten bewährt: *Plus* für positive Hörerfahrungen (z.B. Gespräch beim Essen mit der Familie) und *Minus* für unangenehme Situationen (z.B. die lauten Motorengeräusche während der Busfahrt). So bekommen gerade ältere Kinder oder Jugendliche die Wertschätzung, dass ihre Erfahrungen wichtig sind. Manchmal ist es schwer, das Hörverhalten im Alltag zu beurteilen, weil die Reaktionen von Kleinkindern nicht eindeutig sind. Das ist ganz normal. Berichten Sie dann einfach genau das beim nächsten Termin.

Schreiben Sie die ersten Hörerfahrungen auf.

Es gibt von einigen Herstellern bereits vorgefertigte „Hörtagebücher" für Eltern, in denen mögliche Entwicklungsschritte aufgeführt werden. Durch diese Tagebücher wird schnell der Eindruck erweckt, dass es deutliche Veränderungen im Alltag geben muss, was Eltern unnötig unter Druck setzen kann. Wenn Kinder eine leichtgradige Schwerhörigkeit haben, verändert sich im Familienalltag zunächst nicht viel oder gar nichts. Bei hochgradig schwerhörigen Kindern müssen ebenfalls erst Hörerfahrungen gesammelt werden (Abb. 6), bevor es eindeutige Verhaltensänderungen gibt – das dauert meist viele Wochen.

Tipp

→ *Eine gute Möglichkeit, gerade für Jugendliche, ist die Nutzung einer App, über die sie ihre Hörerfahrungen mit der neuen Hörtechnik direkt an ihren Akustiker übermitteln können. Das geht allerdings nur mit Hörsystemen, die eine Bluetooth-Anbindung haben.*

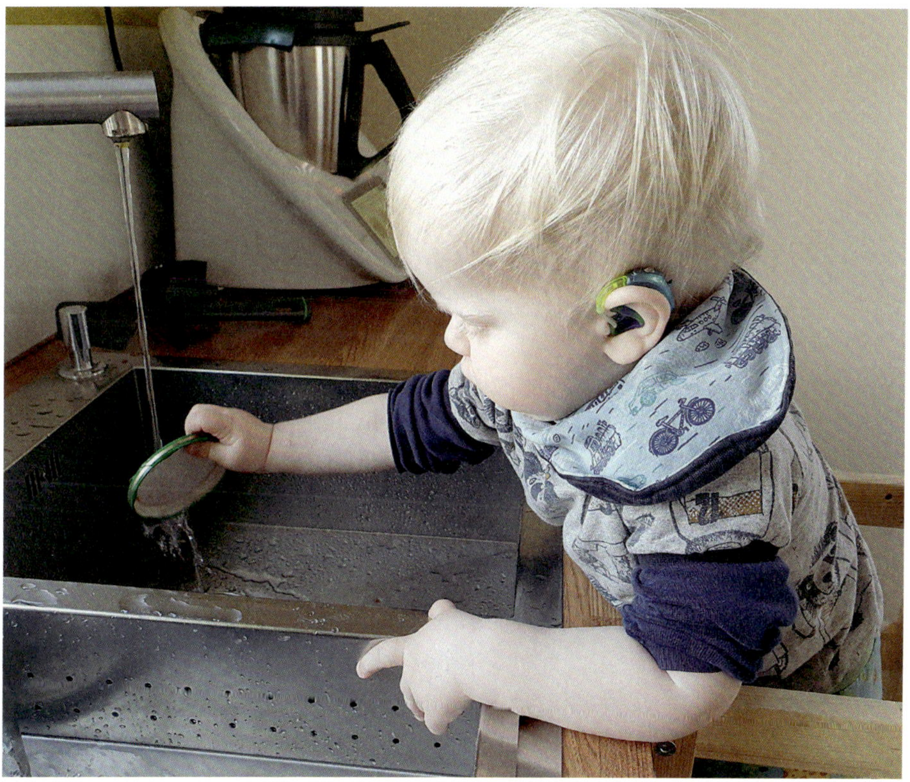

Abb. 6 Neue Hörgeräte im Alltag testen (Beispiel Wassergeräusche)

Herausforderungen bei der Anpassung

Auch für erfahrene Pädakustiker* gibt es immer wieder besondere Herausforderungen in ihrer täglichen Arbeit. Dies gilt ebenso für Eltern und betreuende Fachleute.

Besondere Hörkurven

Hohe Töne werden schlecht gehört ▸ Wenn das Gehör bei den tiefen und mittleren Tönen im Normbereich liegt und nur der Hochtonbereich von der Schwerhörigkeit betroffen ist, kommen Kinder in einer ruhigen Umgebung oft auch ohne Hörtechnik relativ gut zurecht. Sie haben nur bei lauten Umgebungsgeräuschen Schwierigkeiten, Sprache bzw. Endkonsonanten oder Zischlaute ausreichend zu verstehen. Im häuslichen Alltag fällt diese Form der Hörbeeinträchtigung oft durch schlechtere Reaktionen auf bestimmte Geräusche, wie Vogelgezwitscher, auf und durch eine verwaschene Aussprache bei Zischlauten, wie „Eid“ statt „Eis“. Durch das gute Hörvermögen im tiefen und mittleren Frequenzbereich wird die Hörbeeinträchtigung oft erst spät festgestellt, was zur Folge hat, dass die Akzeptanz der Hörgeräte schwierig sein kann. Diese Kinder haben, abhängig davon, welche hohen Töne betroffen sind, oft keinen Leidensdruck und selbst den Eindruck, dass sie „ganz gut hören und verstehen können“.

Tiefe Töne werden schlecht gehört ▸ Die gleiche Situation zeigt sich, wenn eine Schwerhörigkeit im tiefen Frequenzbereich vorliegt bei gutem Gehör für die mittleren und hohen Töne. Dadurch können Vokale, wie „o“ und „u“, nur schwer voneinander unterschieden werden. Diese Probleme können Kinder

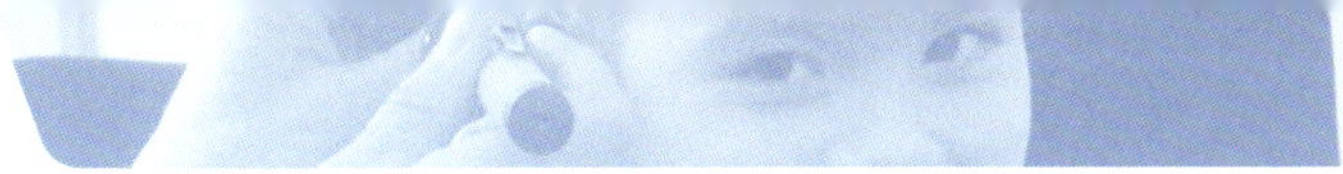

allerdings oft recht gut kompensieren und empfinden dann die Hörtechnik eher als Belastung.

Nur einzelne Tonhöhen sind betroffen ▸ Es gibt auch Schwerhörigkeiten, die nur einzelne Töne betreffen, während der überwiegende Teil der Hörschwelle im Normalbereich liegt. Das sind sogenannte V-Kurven, wo im Audiogramm bei einer Tonhöhe eine Zacke nach unten zu sehen ist. Auch diese Hörbeeinträchtigung fällt im Alltag oft wenig auf und Diagnose und Versorgung erfolgen meist recht spät.

Geringgradige Schwerhörigkeiten ▸ Bei Hörschwellen, die nur leicht unterhalb der Normkurve verlaufen, gibt es immer wieder Kinder, die diese Beeinträchtigung im Alltag durch erhöhte Konzentration gut ausgleichen können und ihre Hörgeräte, wenn überhaupt, nur in bestimmten Situationen, z.B. im Schulunterricht, tragen.

Wenn es schnell zu laut wird ▸ Schwierig zu versorgen sind Hörstörungen bei Kindern und Erwachsenen, die Lautstärken schon als unangenehm empfinden, die andere noch gut tolerieren. Dieses Phänomen des „Lautheitsausgleichs" ist im Innenohr begründet: Leise Töne werden später als beim Normalhörenden gehört und große Lautstärken werden früher als bei einem hörgesunden Menschen als unangenehm laut empfunden. Dadurch steht ein kleinerer Verstärkungsbereich für die Anpassung zur Verfügung.

Einseitige Taubheit ▸ Wenn ein Ohr normalhörend und das andere an Taubheit grenzend schwerhörig ist, kann die Versorgung des schwerhörigen Ohres mit einem sehr lauten

Versorgungsmöglichkeiten bei einseitiger Taubheit.

Hörgerät Probleme machen, da ein gewisser Anteil der Verstärkung über den Schädelknochen auf die gut hörende Seite übergeleitet wird. Das wird oft nicht akzeptiert und als unangenehm empfunden. Eine Alternative ist ein CROS-Gerät, das den Schall auf der tauben Seite aufnimmt und auf die guthörende Seite überleitet (Kap.1).

Eine weitere Möglichkeit wäre die Versorgung des tauben Ohres mit einem CI, wenn die Voraussetzungen gegeben sind. Dies kann aber in Ruhe von den Eltern entschieden werden, da durch das andere, normalhörende Ohr die Hörbahnen grundsätzlich angeregt und der Spracherwerb nahezu altersgemäß verlaufen wird. Der Zeitdruck ist daher nicht so hoch wie bei einem beidseitig gehörlos geborenen Kind, das im ersten Lebensjahr implantiert werden sollte.

Auch ein Knochenleitungshörgerät* oder -implantat auf der tauben Seite, das den Schall auf das gut hörende Ohr überleitet, kann im Einzelfall die passende Lösung sein.

Einseitige Knochenleitungsversorgung ▸ Ist ein Ohr normal hörend und bei dem anderen liegt eine Fehlbildung mit Schwerhörigkeit vor, bekommt das Kind ein Knochenleitungshörgerät. Durch das gute Hören auf einem Ohr gelingen der Familienalltag und der Spracherwerb dieser Kinder meist problemlos, auch ohne Hörtechnik. Da ihnen aber das beidohrige, stereophone Hören fehlt, sind Schwierigkeiten beim Filtern von Sprache in lauter Umgebung und beim Richtungshören vorprogrammiert.

Kombinierte Schwerhörigkeit ▸ Wenn es bei einer Innenohrschwerhörigkeit immer wieder zusätzlich Probleme mit der Belüftung des Mittelohres oder Paukenergüssen gibt, ist dadurch die Hörkurve schwankend. Das heißt, dass die Kinder in Phasen

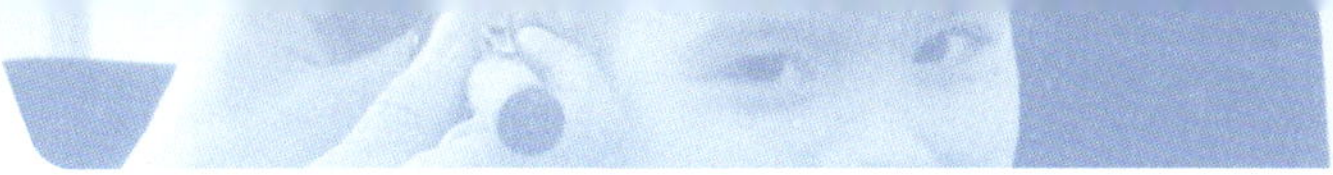

ohne Belüftungsprobleme eine andere Verstärkungsleistung am Hörgerät brauchen als in Phasen mit massivem Paukenerguss. Das erfordert engmaschige Kontrollen des Hörvermögens und Korrekturen in der Einstellung, vor allem in den infektbelasteten Zeiten im Herbst und im Winter.

Bei Infekten die Einstellung der Hörgeräte korrigieren.

Säuglingsversorgungen mit leichtgradiger oder einseitiger Schwerhörigkeit ▸ Wenn Kinder mit diesen Hörbeeinträchtigungen noch sehr klein sind, können Eltern und Kind den Gewinn durch die Hörgeräteversorgung nur schwer erkennen. Es ist nachvollziehbar, dass sie deshalb die Geräte häufig nicht akzeptieren. Eltern und Kinder brauchen in dieser Phase eine gute Begleitung durch die Hörfrühförderung, den Pädaudiologen und den Pädakustiker, damit sie sich mit ihren Problemen ernst genommen fühlen und gleichzeitig den Hörgewinn in den Hörtests und Förderstunden erleben können.

Akzeptanz

Nur wenn alle Beteiligten die Schwerhörigkeit des Kindes akzeptieren und die Notwendigkeit der Hörgeräteversorgung verstanden haben, wird auch das Kind seine technische Versorgung tolerieren.

Für Eltern ist es manchmal hilfreich, wenn ihnen Hörbeispiele zur Simulation der leichten oder mittelgradigen Schwerhörigkeit ihres Kindes vorgespielt werden. Dabei wird die Hörkurve des Kindes in ein spezielles Softwareprogramm eingegeben und mit Geräuschebeispielen und Sprache simuliert, wie das Kind ohne Hörtechnik hört. Dies kann Eltern helfen, die Auswirkung der Schwerhörigkeit ihres Kindes besser zu verstehen.

Bei einer hochgradigen Schwerhörigkeit ist dies jedoch nicht sinnvoll. Weil das Kind mit Hörgeräten einen großen Hörgewinn hat, ist die Akzeptanz bei ihm selbst und in der Familie schnell gegeben. Eine Simulation der Hörbeeinträchtigung ist daher nicht nötig und auch nicht angebracht, weil Eltern die Simulation meist nicht als hilfreich, sondern als zusätzlich belastend empfinden.

Eine Simulation der Schwerhörigkeit für Eltern kann oftmals hilfreich sein.

Die spannende Frage, wie Kinder mit CI hören, ist eine ganz andere Thematik. In Simulationen kann lediglich die technische Verarbeitung im Sprachprozessor hörbar gemacht werden, was eher abschreckend unnatürlich klingt. Das hat jedoch nichts damit zu tun, wie der CI-Träger Sprache, Musik und Geräusche wahrnimmt, weil dafür die Verarbeitung der künstlich erzeugten Nervenreize im Gehirn entscheidend ist. Dies kann aber nicht simuliert werden und hängt u.a. von der bisherigen Hörerfahrung und dem Alter ab. Die vielen gehörlosen Kinder, die mit CI eine ganz natürliche Sprache entwickeln, zeigen, dass sie sich selbst und andere offensichtlich erstaunlich natürlich hören, sonst wären sie nicht in der Lage, so zu sprechen. Auch Erwachsene bestätigen dies: „Wie hört es sich an?“ Diese Frage beantworten erfahrene CI-Träger nach einer Einhörphase von sechs bis zwölf Monaten oft mit „normal“.“ (Hessel 2016)

Vorsicht mit CI-Simulationen!

Kinder mit zusätzlichen Entwicklungsbeeinträchtigungen

Hat ein Kind zusätzlich zur Schwerhörigkeit weitere Entwicklungsbeeinträchtigungen, müssen diese in der Hörgeräteversorgung berücksichtigt werden.

Besonders wichtig ist auch hier eine gute und kontinuierliche Netzwerkarbeit mit der Frühförderung, den Therapeuten, den Pädagogen der Kita oder Schule und dem Pädaudiologen*.

Einfluss nicht hörbedingter Faktoren auf den Hörtest: Wichtig für die Hörgeräteanpassung ist die Form der Entwicklungsbeeinträchtigung:

- Bei **motorischen Beeinträchtigungen** ist oft das Zuwenden zur Schallquelle beim Hörtest im Freifeld* für das Kind schwierig bzw. unmöglich. Dann ist eine fehlende oder unsichere Lokalisationsfähigkeit nicht unbedingt durch das Hören begründet.
- Liegt eine **Sehbehinderung** vor, kann es auch sein, dass es keine sichere Lokalisation der Schallquelle gibt.
- Bei **kognitiven Beeinträchtigungen** erfolgen die Hörreaktionen oft verzögert: Das Kind braucht länger, um den Schallreiz zu verarbeiten und darauf zu reagieren.
- Kinder mit einem **Anfallsleiden** können aufgrund ihrer Medikamente andere Reaktionen zeigen: Die Aufmerksamkeit ist herabgesetzt, sie sind eher müde, wirken manchmal benommen und können sich nicht so lange konzentrieren. Kürzere und damit häufigere Termine beim Pädakustiker* sind dann sinnvoll.
- Bei **schwer mehrfach beeinträchtigten Kindern** sind die Hörreaktionen oft sehr individuell: Bewegungen der Füße oder

einzelner Finger auf Musik oder z. B. Veränderung des Blickes auf Sprache. Darüber hinaus können auch ganz andere positive Veränderungen beobachtet werden, wenn das Hörvermögen durch Hörgeräte oder CI verbessert wird. Hier einige Beispiele:

- Die Umweltwahrnehmung verändert sich: Der Regen an der Fensterscheibe wird gehört oder Ereignisse kündigen sich durch Geräusche an (Schritte, Türöffnung ...).
- Sehr unruhige, laute Kinder werden ruhiger.
- Hypotone, eher passive Kinder werden aktiver und wirken wacher.
- Der Tag-Nacht-Rhythmus verbessert sich.

Hörreaktionen im Alltag sind oft anders.

Bei Kindern mit neurologischen Erkrankungen ist das EEG meist auffällig. Bei einer Hörprüfung im natürlichen Schlaf oder unter Narkose in Form einer BERA*-Messung wird ein EEG bei gleichzeitigen akustischen Reizen abgeleitet. Dabei ist besondere Vorsicht geboten: Aufgrund der Veränderungen im EEG ist bei diesen Kindern das Ergebnis der BERA* oft schwer zu beurteilen und es kann zu falschen Einschätzungen kommen, die nicht zum Hörverhalten im Alltag passen: Ein vermutlich hochgradig schwerhöriges Kind beruhigt sich z. B. zu Hause ohne Hörgeräte auf seine leise eingestellte Lieblingsmusik. Berichten Sie solche Unstimmigkeiten unbedingt Ihrem Pädakustiker* und in der Klinik oder pädaudiologischen Praxis. Zusätzlich können die Hörkurven oft stark von den Reaktionsschwellen abweichen: Die Kinder reagieren gar nicht oder stark verzögert, obwohl sie gehört haben. Der Pädakustiker* muss hier die Verstärkung der Hörgeräte vorsichtig einstellen und sowohl den Hörgewinn als auch die Unbehaglichkeitsschwelle mit Hörgeräten regelmäßig überprüfen.

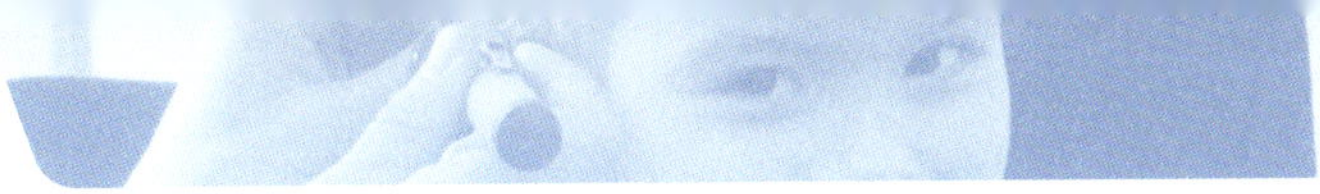

Beispiel

Marvin wurde mit einer schweren allgemeinen Entwicklungsbeeinträchtigung geboren, da seine Mutter eine Infektionserkrankung mit dem Cytomegalievirus in der Schwangerschaft hatte. Im Hörtest zeigte er auch im Alter von vier Jahren nur schwer zu beurteilende Reaktionen. Sehr aufschlussreich war es, Marvin genau zu beobachten, wenn keinerlei Testsignale oder sonstige Schallreize angeboten wurden. Im Vergleich dazu waren anschließend seine Hörreaktionen viel besser zu erkennen und einzuordnen.

Bei Kindern mit zusätzlichen Entwicklungsbeeinträchtigungen entstehen häufiger technische Defekte an den Hörgeräten, weil sie z.B. bei liegenden Kindern mit erhöhtem Speichelfluss immer wieder Feuchtigkeit ausgesetzt sind. Unter Medikamenteneinnahme kann es zu vermehrtem Schwitzen kommen, worunter auch die Geräte leiden.

Bei Kindern mit kognitiven Beeinträchtigungen und Kindern mit Autismus-Spektrum-Störung haben wir häufig die Situation, dass die Hörtechnik ohne erkennbaren Anlass aus dem Ohr herausgenommen und auf den Boden geworfen wird. Hier sind Sicherungssysteme, wie sie später beschrieben werden, und Leihgeräte für die Zeit der Reparatur besonders wichtig, damit die Kinder kontinuierlich gut mit Hörtechnik versorgt sind.

Hörgeräte in der Pubertät

Kinder in der Pubertät stellen den Pädakustiker* nicht selten vor besondere Aufgaben. Speziell Teenager mit gering- bis mittelgradigen Hörverlusten oder allen oben erwähnten besonderen Hörkurven tragen ihre Hörtechnik in diesem Alter eher widerwillig oder lehnen sie sogar ab. Sie möchten nicht anders sein als ihre normalhörenden Freunde.

Die elterlichen Ratschläge, die Hörgeräte doch wenigstens im Unterricht zu tragen, werden oft ignoriert. Eine ähnliche Situation ist vielen Eltern auch von der Nutzung des Fahrradhelms bekannt: In der Grundschule war das Tragen des Helms noch „cool", im Teenageralter wird der Radhelm an den Fahrradlenker gehängt, sobald die Eltern es nicht mehr sehen können. Selbst auf die Gefahr hin, dass durch das Fehlen der technischen Unterstützung die Noten in der Schule schlechter werden, ändern sie ihr Verhalten nicht, die Hörtechnik wandert in die Hosentasche. Das ist für alle eine Herausforderung.

Austausch mit anderen Teenagern ist wichtig.

Sich eine eigene Meinung zu bilden und selbstbewusst mit seiner Schwerhörigkeit umzugehen, gerade auch in der Gruppe der normalhörenden Freunde, ist nicht einfach. Gelingt es, werden auch die Hörgeräte wieder getragen. Für Eltern ist dies oft eine belastende Zeit, weil man mit sachlichen Argumenten kaum Einfluss hat. Da diese Jugendlichen mit ihren „nur" leichten und mittelgradigen Schwerhörigkeiten fast immer inklusiv beschult werden, begegnen sie selten anderen Betroffenen. Hilfreich können daher spezielle Freizeitangebote mit anderen schwerhörigen Jugendlichen sein, wo diese Themen angesprochen werden können und die Hörtechnik ganz normal zum täglichen Leben gehört. Dies bieten z. B. die großen Schwerhörigen- und CI-Verbände an (Serviceteil). Letztendlich hilft auch Abwarten und zu Hause Raum zu geben für offene Gespräche, bis die Jugendlichen von selbst wieder einsehen, dass der Alltag mit Hörgeräten doch wesentlicher einfacher ist.

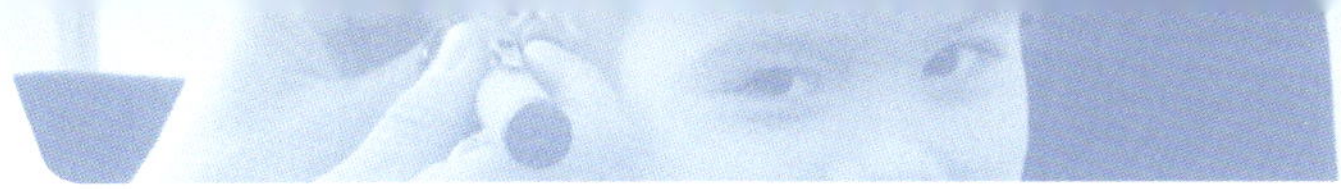

Diese Verhaltensweisen finden sich bei hochgradig oder an Taubheit grenzend schwerhörigen Jugendlichen nicht, da diese akustisch ohne Hörtechnik überhaupt nicht erreichbar sind und ihre Hörgeräte oder CIs nicht selten als selbstverständlichen Teil ihres Körpers empfinden.

Hier noch ein paar technische Lösungen zum Thema „Pubertät“: Im Gegensatz zu den bisher beschriebenen HdO-Geräten* mit Hörwinkel und Otoplastik* gibt es die sogenannten Dünnschlauchsysteme. Bei einem herkömmlichen HdO-Gerät* wird die Verstärkung der Hörtechnik über einen Schallschlauch* zum Ohr geleitet, der einen Durchmesser von etwa 2 mm hat. Durch den größeren Durchmesser des Schlauches wird eine gute Übertragungsqualität bei mittel- bis hochgradigen Hörverlusten erreicht. Dieser Schallschlauch* ist natürlich auffälliger, lässt sich aber gut vom Hörgerät lösen und damit einfach reinigen.

Technische Lösungen für Teenager finden.

Dünnschlauchsysteme

Bei einem Dünnschlauchsystem wird, wie der Name schon sagt, ein deutlich dünnerer Schlauch mit einem Durchmesser von 1,0 mm am Hörgerät angeschlossen. Deshalb fallen diese Hörsysteme am Ohr weniger auf.

Dünnschlauchsysteme kann man mit individuell gefertigten Otoplastiken oder industriell vorgefertigten „Schirmchen“ tragen, die es in verschiedenen Größen gibt. Die Effizienz der Schallübertragung ist weniger gut, deshalb ist ihr Einsatz eher für leichte Hörminderungen sinnvoll.

Eine andere Variante ist das RIC-Gerät*. Dies bedeutet „Receiver in Canal*“ oder „Lautsprecher im Gehörgang“. Im Gegensatz zu einem herkömmlichen HdO-Gerät*, bei dem der Hörer* mit im

Gehäuse verbaut ist, handelt es sich bei einem RIC-Gerät* um ein Hörgerät mit einem externen Hörer*, der im Gehörgang sitzt. Da der Platz für den Lautsprecher im Gerätegehäuse gespart wird, sind die Abmessungen für diese HdO-Geräte extrem klein. Leider haben diese Geräte keinen Audioeingang für das Anschließen von Zubehör, so dass andere Lösungen überlegt werden müssen. Der Klang der RIC-Geräte* ist durch die Position des Lautsprechers sehr natürlich.

Kleinere Geräte verbessern die Akzeptanz.

Kompromisslösungen sind in diesem Alter manchmal nötig: Dann haben RIC-Geräte* oder Dünnschlauchsysteme mit ihren kosmetischen Vorteilen ihre Daseinsberechtigung, auch wenn aus fachlicher Sicht eine andere Lösung effektiver wäre.

Paukenröhrchen, laufende Ohren und Hörgeräte

Bei Kindern, die zusätzlich zu ihrer Innenohrschwerhörigkeit immer wieder Probleme mit Paukenergüssen oder hartnäckigen Belüftungsstörungen im Mittelohr haben, hilft eine Paukenröhrchen*einlage im Trommelfell. Hierbei wird unter einer kurzen Vollnarkose ein Röhrchen eingesetzt, welches durch die „künstliche Öffnung" das Mittelohr zusätzlich belüftet. Im Normalfall fließt das Sekret des Paukenergusses* dann über die Ohrtrompete, die Verbindung zwischen Mittelohr und Nasen-Rachenraum, ab. Wenn das Ohr nach der Operation trocken und nicht verkrustet ist, können die Hörgeräte am Tag danach wieder eingesetzt werden. Häufig muss aber die Einstellung der Geräte verändert werden, weil sich nach der Operation das Hören verbessert hat.

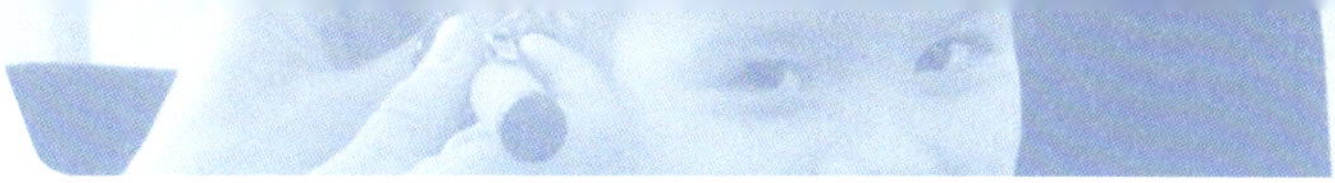

Anders sieht es aus, wenn es, in seltenen Fällen, zu einem Abfluss des Sekretes in den äußeren Gehörgang kommt. Dann sollte der HNO-Arzt aufgesucht werden, damit die Ursache behandelt werden kann. In dieser Zeit können die Hörgeräte nicht getragen werden, da das Sekret abfließen muss. Erst wenn das Ohr trocken ist, ist der Einsatz der Hörtechnik wieder möglich. Wenn auch bei intensiver Behandlung das Ohrenlaufen nicht zu stoppen ist, muss im Einzelfall das Paukenröhrchen* wieder entfernt werden. Dies kommt jedoch nur sehr selten vor. Der zusätzliche Hörverlust kann dann über die Hörgeräteeinstellung aufgefangen werden.

Laufende Ohren müssen offen bleiben.

Bei länger anhaltendem Ohrenlaufen kann auch die vorübergehende Versorgung mit einem Knochenleitungsgerät eine Lösung sein. Dabei bleiben die Ohren offen und das Sekret kann gut ablaufen. Dies ist jedoch nur dann möglich, wenn die Innenohrleistung im gering- bis mittelgradigen Hörverlustbereich liegt. Knochenleitungshörgeräte* haben nur einen begrenzten Einsatzbereich, der bei einer höhergradigen Innenohrschwerhörigkeit nicht ausreichend ist. Sie können aber davon ausgehen, dass das Ohrenlaufen meist nicht so lange dauert, dass sich eine derartige „Zweitversorgung" lohnen würde.

Wenn Ohrenschmalz (Cerumen*) aus dem Ohr austritt, ist das ein natürlicher Prozess. Ohrenschmalz ist wachsartig und so gut wie geruchlos. Es dient dem Schutz und der Reinigung des Gehörganges. Durch das Tragen des Ohrpassstückes kann es zur vermehrten Ohrenschmalzproduktion kommen, weil das Ohr gegen diesen „Fremdkörper" anarbeitet. Außerdem wird das Ohrenschmalz durch das Ohrpassstück fest gedrückt und kann nicht natürlich

Mehr Ohrenschmalz entsteht durch die Otoplastik.

abfließen, weil der Gehörgang tagsüber durch das Ohrpassstück verschlossen ist.

Ohrenschmalz

Regelmäßige Kontrollen bei einem HNO-Arzt verhindern die Bildung von Ohrenschmalzpfropfen, wodurch das Hören zusätzlich beeinträchtigt werden kann. Diese Termine sind wichtig und sollten mindestens zweimal im Jahr stattfinden, bei Bedarf auch häufiger.

Ist das Sekret eher eitrig oder blutig und riecht, so muss nach der Ursache gesucht werden: Entzündungen im äußeren Gehörgang sind schmerzhaft und das Einsetzen der Hörtechnik ist in dieser Zeit nicht möglich. Handelt es sich um eine Pilzinfektion im äußeren Gehörgang, so kommt es meist zu einem quälenden Juckreiz und Schmerzen im Ohr. Auch dann kann das Ohrpassstück nicht getragen werden.

Durch das stundenlange Tragen der Ohrpassstücke kann sich ein idealer Nährboden für eine Pilzinfektion oder andere Entzündungen bilden. Die konsequente tägliche Reinigung der Ohrpassstücke ist bei Kindern, die dazu neigen, unumgänglich (Kap. 4).

Hautprobleme und Hörgeräte

Hautunreinheiten kommen häufig im Jugendlichenalter vor. So harmlos sich ein „Pickel im Ohr" anhört, so unangenehm können die Begleiterscheinungen sein, wenn Ohrpassstücke getragen werden müssen und dann auf die entzündete Talgdrüse drücken. Der Akustiker kann das Ohrpassstück bearbeiten und damit die entzündete Stelle etwas entlasten. Bei hartnäckigen Fällen hilft ein Besuch beim Hautarzt.

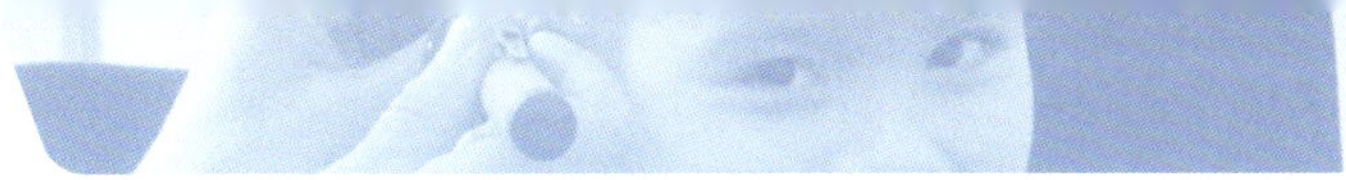

In Ausnahmefällen kann es allergische Reaktionen auf das Material des Ohrpassstückes geben, besonders bei farbigen Otoplastiken. Das Ohr ist dann gerötet und juckt, manchmal gibt es brennende Ohrenschmerzen. Nur durch einen Arztbesuch kann festgestellt werden, ob es sich um eine echte Allergie handelt. In diesem Fall ändert der Akustiker das Material der Otoplastik* und sucht allergenfreie Kunststoffe aus. Alternativ kann das Ohrpassstück mit einer „Lackschicht" versehen werden, so dass es keinen Hautkontakt mehr mit dem eigentlich unverträglichen Material gibt. Vor der Abdrucknahme gibt es immer ein ausführliches Gespräch: Manchmal sind aber Allergien noch nicht bekannt und entwickeln sich erst nach dem Ausprobieren der Otoplastik*.

Lösungen bei Kunststoffallergien finden.

Es können sich auch Druckstellen bilden. Diese zeigen sich meist punktuell in der Ohrmuschel oder im Gehörgang. Der Akustiker wird das Ohrpassstück bearbeiten, um die betroffene Stelle zu entlasten. Im Zuge moderner Labortechnik sind die Probleme mit Druckstellen glücklicherweise eher selten geworden. Außerdem ist eine gute Abdrucknahme vom Ohr Ihres Kindes, wie beschrieben, eine hohe Garantie für eine gut sitzende Otoplastik*.

Eine der häufigsten Hauterkrankungen ist die Neurodermitis. Ist ein Kind von dieser Hautkrankheit betroffen, ist das Risiko für eine Gehörgangsentzündung höher, weil auf der empfindlichen Haut Keime ideale Wachstumsbedingungen finden. Es kommt zu Juckreiz im Ohr, der Gehörgang kann anschwellen, im schlimmsten Fall kann Blut oder Eiter aus dem Ohr laufen. Um dies zu verhindern, sollte größter Wert auf Hygiene, d.h. die Reinigung der Ohrpassstücke, gelegt werden. Außerdem kann der Haut-, Kinder- oder HNO-Arzt Ihnen Tipps geben, wie die durch das Tragen der Otoplastik* belastete Haut am besten zu pflegen ist.

Wenn das Kind die Hörtechnik ablehnt

Wenn ein Kind seine Hörtechnik ablehnt, hat es immer Recht: Es gibt einen Grund, dem man nachgehen muss! Es gibt vielfältige Ursachen, warum ein Kind seine Hörgeräte nicht tragen möchte:

- Die Einstellung der Hörgeräte ist noch nicht optimal, so dass das Kind damit noch keinen ausreichenden Hörerfolg hat.
- Die Hörgeräte sind zu laut eingestellt.
- Ein Baby erkundet in seiner „oralen Phase“ seine Umwelt, indem es Gegenstände in den Mund steckt. Dazu gehören auch die Hörgeräte. Dies geschieht völlig unabhängig davon, ob die Hörtechnik gut angepasst ist.
- Die Hörgeräte sind defekt.
- Der Gehörgang und / oder das Mittelohr sind entzündet.
- Die Ohrpassstücke sitzen nicht mehr gut, weil das Kind gewachsen ist.
- Es hat sich eine Druckstelle im oder hinter dem Ohr gebildet.
- Das Herausziehen der Hörgeräte wird vom Kind benutzt, um Zuwendung von den Eltern zu erhalten.
- Das Kind wurde wegen seiner Hörgeräte z.B. in der Schule gehänselt.
- Der Jugendliche will nicht anders sein als seine gut hörenden Freunde und sagt, dass er auch ohne Hörtechnik ausreichend gut zurecht kommt.

Was tun, wenn Babys ihre Hörgeräte erkunden?

- Nehmen Sie die Geräte möglichst neutral in Empfang – Schimpfen ist auch Zuwendung!
- Schalten Sie die Geräte aus und legen diese für wenige Minuten zur Seite, am besten zu Hause an einen festen Platz.
- Setzen Sie die Geräte wieder ein.
- So besteht für das Kind nicht mehr der Zusammenhang: „Ich ziehe die Geräte aus den Ohren und gleich wendet sich mir jemand intensiv zu." Diesen Effekt verstehen und nutzen schon wenige Monate alte Babys.

Hilfreich kann eine dünne Babymütze sein, die das Kind auch in der Wohnung trägt. In den allermeisten Fällen schafft das Baby dann das Herausnehmen nicht mehr so einfach.

Wenn trotz korrekter Anpassung die Hörtechnik nicht akzeptiert wird, sollte sie immer wieder, evtl. auch in größeren Abständen, erneut angeboten werden. Natürlich müssen bei einem Zeitabstand von mehreren Monaten das Hörvermögen und die Einstellung erneut überprüft werden. Bewährt hat sich auch, die Geräte zunächst nur stundenweise einzusetzen, bei gemeinsamen Beschäftigungen, die dem Kind Freude machen. Babys und Kleinkinder sollten besonders in der Eingewöhnungsphase erleben, dass nicht sie die Tragedauer der Geräte bestimmen, sondern die Erwachsenen.

Hilfreiches Zubehör zur Sicherung der Hörtechnik

Damit es nicht immer wieder dazu kommt, dass Sie die Hörgeräte Ihres Kindes suchen müssen, wenn diese z.B. während der Autofahrt oder beim Einkaufen im Supermarkt herausgezogen werden, gibt es Sicherungsmöglichkeiten. Aber auch bei älteren Kindern und Jugendlichen kann eine Sicherungsmaßnahme bei bestimmten Sportarten hilfreich sein.

Sicherung der Hörgeräte hilft Babys und Sportlern.

Sicherungsbändchen: Diese werden auf der einen Seite mit den Hörgeräten verbunden und dann, wie eine Schnullerkette, mit einem Clip an der Kleidung des Kindes, meist am Rücken, befestigt. So „baumeln" die Geräte an der Jacke oder dem Pullover, wenn sie aus den Ohren gezogen werden. Diese Clips können über den Hörgeräteakustiker in unterschiedlichen Längen bezogen werden.

Beispiel

Als Anna mit ihren 11 Monaten immer mobiler wird, befestigen ihre Eltern die Hörgeräte an einem Sicherungsbändchen. Das findet die kleine Entdeckerin jedoch so interessant, dass sie an den Bändchen viel mehr zieht als vorher an den Hörgeräten. Achten Sie daher darauf, dass die Bändchen nah am Kopf verlaufen und nicht zu sehr durchhängen, da dies zum Greifen und Ziehen einlädt.

Von einigen Knochenleitungshörgeräte*- und CI-Herstellern gibt es dünne Nylonfäden, die auf der einen Seite am Gerät und auf der anderen Seite mit einem Clip an der Kleidung befestigt werden.

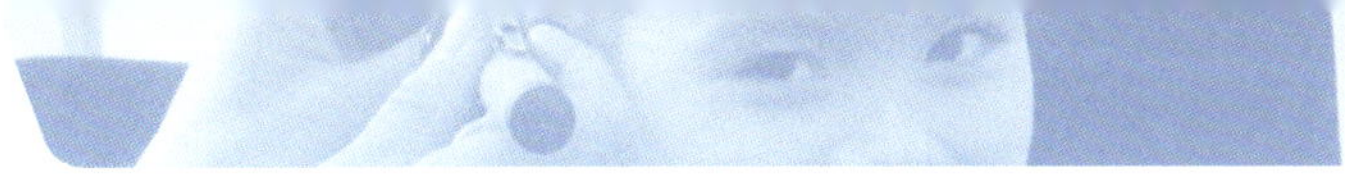

Silikonring: Ein weicher Silikongummiring wird mit zwei kleinen Gummischlaufen am Hörgerät oder Sprachprozessor befestigt und dann um das Ohr gelegt.

Stirnbänder: Es gibt mehrere Anbieter von handgefertigten Stirnbändern, in die man die Hörhilfe einlegen oder an denen man sie befestigen kann(Serviceteil).

Wenn Ihr Kind ein HdO-Gerät* oder einen Sprachprozessor trägt, hält der „Tragehaken" des Gerätes das Gehäuse fest hinter der Ohrmuschel. Diese Tragehaken, die auch „Hörwinkel" genannt werden, gibt es in unterschiedlichen Größen: Kinder-Hörwinkel und Winkel für Erwachsene. Manchmal sind die vorgefertigten Größen nicht passend, so dass der Akustiker die Winkel nachbiegen und der Ohrmuschel anpassen muss.

Guter Sitz am kleinen Ohr erhöht die Akzeptanz.

Bei sehr kleinen Hörgeräte- oder CI-Trägern ist die Ohrmuschel oft noch recht weich. Der Knorpel des äußeren Ohres wird erst zum ersten Geburtstag hin härter und damit stabiler. Trägt Ihr Baby ein größeres Gerät und fällt dieses beim Spielen, Krabbeln usw. häufig nach vorne, also vor die Ohrmuschel, kann man es mit hautfreundlichem, doppelseitigem Klebeband hinter dem Ohr am Kopf fixieren. Diese speziellen Haftstreifen gibt es beim Pädakustiker*. Fällt die Hörtechnik beim Krabbeln nach vorne, so wird sie als „Fremdkörper" wahrgenommen und herausgezogen. Ist sie fest, findet das Hörsystem oft deutlich weniger Beachtung.

Eltern und Pädakustiker – ein Team

Pädakustiker* und Eltern sind wichtige Partner in der Versorgung des Kindes mit der passenden Hörtechnik. Sprechen Sie alles an, was gut läuft, aber auch alles, was im Alltag eventuell noch schwierig ist oder an die Nerven geht, wie ein ständiges Pfeifen der Geräte. Ihr Pädakustiker* lernt bei jeder Anpassung ebenfalls dazu.

Berichten Sie aus dem Alltag.

Transparenz schafft Vertrauen: Lassen Sie sich Anpassberichte oder besser noch Anpassprotokolle, Audiogramme* in Kopie und die jeweils aktuelle Einstellung der Hörgeräte aushändigen.

Sollten Sie oder Ihr Kind sich bei Ihrem Akustiker nicht mehr gut aufgehoben fühlen, so haben Sie die Möglichkeit zu wechseln. Eltern haben manchmal Bedenken, weil der Akustiker die Hörgeräteversorgung des Kindes mit der Krankenkasse abgerechnet hat. Die Nachsorge nach Anpassung der Hörtechnik wird jedoch bei den meisten Krankenkassen jährlich als Pauschale abgerechnet. Bei einem Wechsel der Betreuungsstelle werden dann die Anteile dieser Pauschale mit den jeweiligen Parteien verrechnet.

Sind es nur Kleinigkeiten, die Sie in der Betreuung stören, so reicht oft schon ein klärendes Gespräch. Zu bestimmten Themen ist es manchmal auch hilfreich, sich einfach eine zweite Meinung einzuholen, ohne gleich ganz zu wechseln. Natürlich ist es immer von großem Vorteil, wenn sie mit ihrem Akustiker vertraut sind und dieser Ihr Kind schon seit Jahren kennt.

Tipp

→ *Zum Abschluss ein Tipp für den nächsten Termin: Zeigen Sie dem Kind ein Foto vom letzten Besuch beim Pädakustiker, wenn es noch am Anfang der Sprachentwicklung steht und eine Erklärung dazu noch nicht verstehen kann. So weiß es, was an diesem Tag auf dem Programm steht und kann sich darauf einstellen.*

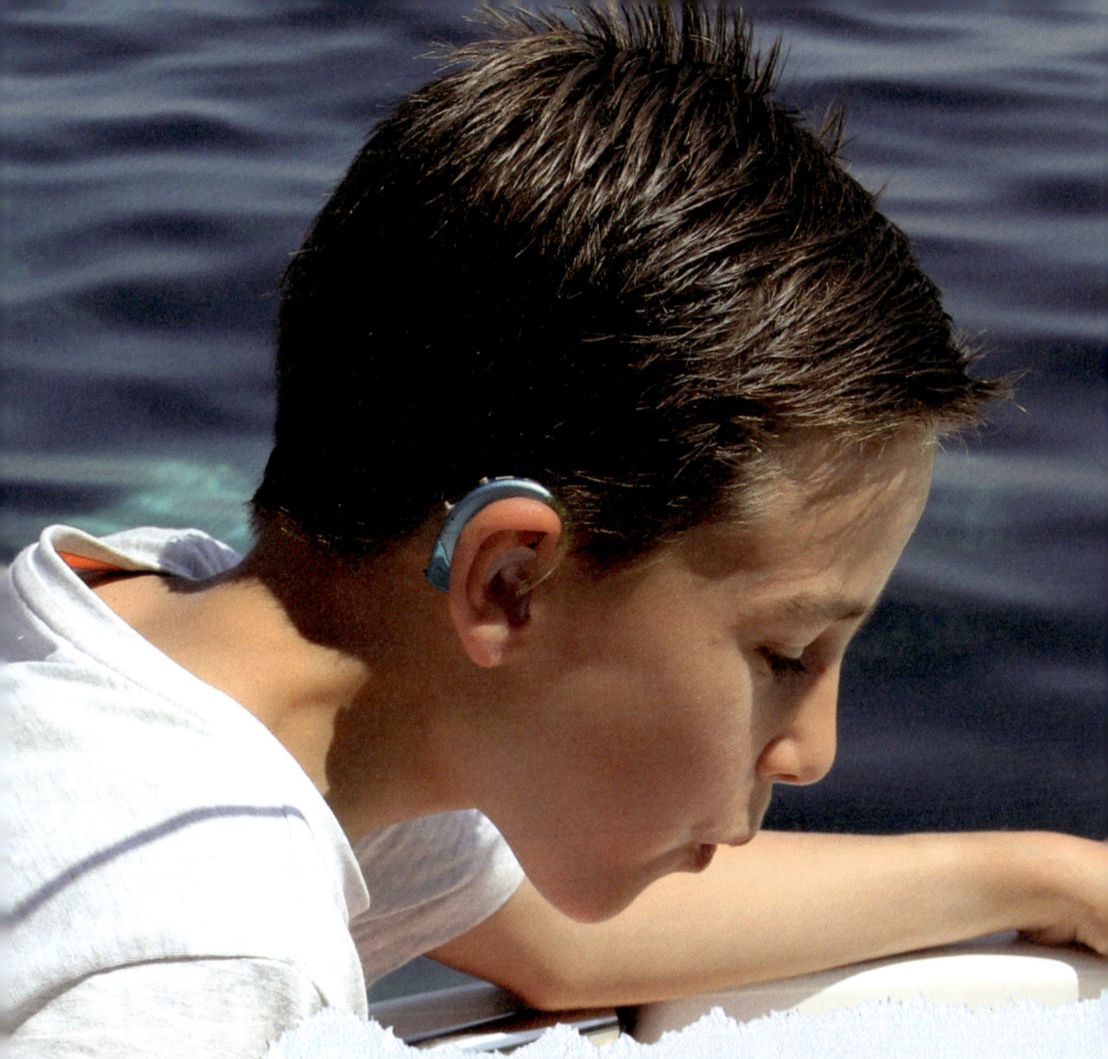

3 Hörtechnik im Alltag

Wie machen Musikhören und Fernsehen Spaß und wie kann ein Teenager möglichst entspannt telefonieren? Wie finde ich den geeigneten Fahrradhelm und was muss in den Urlaubskoffer, damit die Reise mit Hörtechnik problemlos verläuft? In diesem Kapitel erfahren Sie, wie Ihr Kind in den unterschiedlichsten Alltagssituationen von seiner Hörtechnik optimal profitiert.

Mit Hörtechnik spielerisch umgehen

Ab dem zweiten Lebensjahr beginnen Kinder mit dem Nachahmen von alltäglichen Situationen. Sie imitieren die Dinge, die Erwachsene tun, z.B. das Einsetzen oder Reinigen der Hörgeräte. Später beginnen Kinder mit Rollenspielen und wachsen so in die Welt der Großen hinein. Spätestens beim „Vater-Mutter-Kind-Spiel" ist es wertvoll, wenn schwerhörige Kinder auch ein Kuscheltier mit Hörgeräten oder eine Hörtechnikattrappe für den Lieblingsteddy haben. Kinder nehmen im Rollenspiel die Themen auf, die sie gerade besonders beschäftigen. Dazu gehört für sie ganz selbstverständlich auch die Hörbeeinträchtigung.

Kuscheltiere und Puppen mit Hörtechnik verwenden.

Einige Hersteller von Cochlea-Implantaten und Hörgeräten haben Kuscheltiere mit der jeweiligen Hörtechnik im Programm. Ihr Pädakustiker* vermittelt ihnen diese, hat aber auch Attrappen, die zum Spielen benutzen werden können. Außerdem gibt es Hersteller von Puppen mit Hörtechnik (Serviceteil).

Gerade Kindergarten- und Grundschulkinder lieben es, wenn ihre Hörtechniken mit bunten Aufklebern verschönert werden. Gemeinsam mit dem Kind Motive auszusuchen ist ein wichtiger Schritt hin zu einer guten Akzeptanz und einem natürlichen, spielerischen Umgang mit den Geräten. Die Hersteller von kindgerechten Hörgeräten haben in ihrem Portfolio solche Aufkleber, die sich das Kind entsprechend aussuchen kann.

Mit einem Aufkleber auf der Außenseite des Hörgerätes sieht man zu Hause und in der Kita auch auf einen Blick, dass das Gerät auf der richtigen Ohrseite getragen wird, ohne dass mühevoll nach der Markierung am Gehäuse gesucht werden muss. Es können natürlich auch ganz normale Aufkleber benutzt werden. Wichtig ist jedoch, dass die Mikrofonöffnungen der Hörsysteme nicht zugeklebt werden. Deshalb ist es besser, wenn der Akustiker oder die Eltern die Aufkleber anbringen. Es gibt auch spezielle Motiv-Klebefolien für Hörgerätegehäuse, Sprachprozessoren, Magnetspulen und Fernbedienungen. Diese sind jeweils passgenau für die Abmessungen des getragenen Modells (Serviceteil).

Tipp

→ *Wenn Geschwisterkinder im Spiel gerne die Hörgeräteattrappe anziehen oder im Alltag sagen: „Ich will auch ein Hörgerät.", kann das ein Hinweis darauf sein, dass sie sich zurückgesetzt fühlen und mehr Aufmerksamkeit brauchen. Besonders die vielen Termine und die intensive Zuwendung in den ersten Monaten nach der Diagnose sind für Geschwister oft keine leichte Zeit.*

Freizeit und Sport

Hörtechnik erleichtert auch im Sport und Freizeitbereich die Kommunikation und wird dabei gleichzeitig durch besondere Bedingungen auf die Probe gestellt. Kinder mit einer Hörbeeinträchtigung können nahezu jede Sportart betreiben, wenn ein paar Sicherheits- und Wartungsaspekte berücksichtigt werden. Lediglich Kampfsportarten und Mannschaftssportarten mit häufigem Körperkontakt wie z.B. Rugby oder American Football sind ungünstig, weil nicht verhindert werden kann, dass es Zusammenstöße im Kopfbereich gibt. Beim Fussball sollte auf Kopfbälle verzichtet werden. Zusätzlich gibt es noch andere Kriterien, die subjektiv unterschiedlich empfunden werden, wie z.B. die Geräusche, die in einer Halle lauter sind als auf dem Spielfeld draußen.

Beispiel

Thomas, hochgradig schwerhörig und mit Hörgeräten versorgt, spielt mit seinen Geschwistern gerne im Park Tischtennis. Er tritt daher mit 14 Jahren einem Tischtennisverein bei. Das Training und die Wettkämpfe finden ausschließlich in großen Hallen mit zahlreichen Platten statt. Der erhebliche Lärmpegel ist für ihn so anstrengend, dass er sich nach einer anderen Sportart umsieht: Er ist bis heute begeisterter Bogenschütze. Allerdings spielt er auch seit Jahren Schlagzeug – selbst erzeugte laute Geräusche werden vollkommen anders wahrgenommen als Geräusche, denen man einfach ausgesetzt ist oder die plötzlich und unerwartet auftreten.

Feuchtigkeit ist, wie bereits erwähnt, der größte „Feind“ einer Hörtechnik. Hörgeräte und Sprachprozessoren sind laut IP-Code (International Protection) wasserabweisend, aber nicht wasserdicht. Im Regen kurz ohne Kopfbedeckung herumzulaufen ist daher eher nicht problematisch, starkes Schwitzen beim Sport kann dagegen zu Ausfällen führen (s. Kap. 4 Wartung und Pflege).

Hörsysteme beim Sport gut zu befestigen, erfordert manchmal kreative Lösungen. Für das Trampolinspringen im Verein oder zu Hause im Garten haben sich für Sprachprozessor und Hörgerät Stirnbänder bewährt. Wenn ein Kind beim Trampolinspringen stark schwitzt, eignen sich Frottee- oder Baumwollstirnbänder; zum einfachen Aufsetzen sind Neopren-Stirnbänder mit Klettverschluß perfekt. Professionell gefertigte Mützen und Stirnbänder für die unterschiedlichsten Einsatzbereiche gibt es auch fertig zu kaufen (Serviceteil). Für Mädchen mit CI kann das Spulenkabel elegant mit einer Haarklammer, sogenannten Greifern, effektiv gesichert werden.

Schwimmen und Planschen

Wenn Kleinkinder in einem Planschbecken mit wenig Wasser spielen und ein Erwachsener dabei ist, können sie ihre Hörgeräte und CIs anbehalten. Dafür ist der Spritzwasserschutz der Geräte ausreichend. Tauchen und Schwimmen ist dagegen nur ohne Hörgeräte möglich. Bei Sprachprozessoren gibt es Wasserschutzhüllen und wasserdichte Sendespulen, womit Schwimmen und kurzes Untertauchen möglich sind. Dazu muss der Sprachprozessor per Akkubetrieb laufen. Die Schutzhüllen lassen nicht zu, dass Sauerstoff an eine Zink-Luft-Batterie gelangt und diese dann die notwendige Kapazität liefern kann. Wenn ein Akku benutzt wird, ist dagegen keine Luftzufuhr von außen notwendig.

Planschen mit Hörtechnik versuchen.

Beispiel

Anna, 16 Jahre alt und beidseitig mit CI versorgt, geht gerne mit ihrer Freundin im See schwimmen. Sie trägt dabei auf einem Ohr einen Sprachprozessor mit Wasserschutzhülle und genießt es, dass sie sich so mit ihrer Freundin beim Schwimmen unterhalten kann. Viele Kinder berichten jedoch, dass sie im Wasser keine Hörtechnik tragen und diese beim Rutschen, Planschen und Tauchen auch nicht vermissen.

Nach dem Schwimmen oder Planschen und auch nach dem Baden oder Duschen zu Hause sollten die Geräte erst wieder eingesetzt werden, wenn Ohren, Kopfhaut und Haare weitgehend trocken sind. Das geht am schnellsten mit dem Föhn, der nicht nur die Haare, sondern auch die Gehörgänge trocken pustet.

Wenn ein Kind eine wasserdichte Hülle für seinen Sprachprozessor nutzt, sollte diese immer mit der dazugehörigen Sicherung an der Bademütze, dem Badeanzug oder der Chlorbrille befestigt werden. Auf der Wasserrutsche oder bei hohem Wellengang, aber auch schon beim Herumtoben im Wasser, geht der Prozessor sonst schnell verloren. Eine Alternative zur Bademütze ist ein Neopren-Stirnband: Dieses gibt es auch mit einem Klettverschluss, um es der Kopfgröße anzupassen (Serviceteil).

Am Strand kann es vorkommen, dass die Hörtechnik mit Salzwasser in Berührung kommt. Wenn Salzwasser trocknet, entstehen Salzkristalle, die dann die Technik beschädigen. Wichtig ist in so einem Fall, die Geräte in einer Trockenbox oder einem Trockenbecher zu „entfeuchten“ und dabei die Batteriekammer weit zu öffnen (Kap. 4).

Kinder lieben es, am Strand nicht nur mit Wasser, sondern auch mit Sand zu spielen. Ist der Sand in die Hörtechnik gelangt, so wird er am einfachsten mit einer kleinen weichen Bürste entfernt. Vor allem die Mikrofonöffnungen sollten nach einem Tag am Strand kontrolliert und evtl. „freigebürstet“ werden. Diese Bürstchen bekommen Sie bei Ihrem Hörgeräteakustiker.

Nach einem Strandtag Mikrofone frei bürsten!

Eine andere Alternative, seine Hörtechniken vor Feuchtigkeit, Schmutz und Verlust, vor allen Dingen beim Sport, zu schützen, ist eine Schutzhülle aus Nylon mit Elastan. Diese sogenannten Ear Gears gibt es in verschiedenen Größen für unterschiedlichste Hörgeräte (auch Knochenleitungshörgeräte*) und Sprachprozessoren in verschiedenen Farben und konnen mit einem Halteband an der Kleidung befestigt werden (Serviceteil).

Kommunikation im Sport

Manchmal ist die Kommunikation im Sport schwierig, da die Akustik, z.B. in einer Turnhalle, oder die Entfernung zum Sprecher auf der Skipiste bzw. auf dem Sportplatz ungünstig sind. Hilfreich ist in diesen Situationen eine Übertragungsanlage, über die das Kind die Stimme des Trainers oder Skilehrers direkt auf die Hörtechnik übermittelt bekommt. Damit ist allerdings das Hören der Zurufe von Mitspielern bei einem Mannschaftssport noch nicht gesichert. Mit den Mannschaftskameraden können eventuell Zeichen zur Verständigung vereinbart werden. Sehr hilfreich sind feste Regeln, wie z.B. dass die Kommunikation zwischen Trainer und Spielern an bestimmten Orten stattfindet: Der Tennistrainer gibt seine Anweisungen nur am Netz, der Fussballtrainer nur am Spielfeldrand.

Bei Kindern und Jugendlichen, die regelmäßig im Schwimmverein trainieren, sollte mit dem Übungsleiter besprochen werden, wie seine Informationen alle sicher erreichen, z.B. über ein Flipchart und regelmäßige Stopps am Beckenrand zum Informationsaustausch. Für kleine Kinder, die einen Kurs zum Schwimmenlernen besuchen möchten, sind Schwimmschulen mit kleineren Becken und überschaubaren Gruppen gut geeignet. Erklären Sie dem Schwimmlehrer, dass sein Rufen bei Gefahr vom Kind evtl. nicht gehört werden kann. Auch sollte er weniger sprachlich erklären, sondern mehr zeigen, worauf es beim Schwimmen ankommt. Beginnt Ihr Kind mit einer neuen Sportart oder möchte sich gezielt verbessern, lohnt es sich, Geld in ein paar Einzelstunden zu investieren: Lieber einige Stunden intensiven 1:1 Unterricht durch einen Skilehrer oder Tennistrainer als mehrere Stunden in einer großen Gruppe, wo die Kommunikation eventuell mühsam ist.

Bei der Programmierung der Hörgeräte kann der Akustiker eine Funktion aktivieren, die Windgeräusche ausblendet bzw. reduziert. Für CI-Träger ist diese Programmierung auch für den Sprachprozessor möglich. Dies ist für eine Reihe von Outdoorsportarten sinnvoll, wie Fahrradfahren, Skateboarden oder Windsurfen und Segeln.

Auch hier gilt es, auf die Befestigung zu achten, denn bei hohen Windstärken hält das Hörsystem vielleicht nicht mehr sicher hinter dem Ohr. Auf Fahrradtouren ist außerdem die Übertragungsanlage sehr nützlich, um das vorausfahrende Kind z.B. zu bitten, dass es kurz anhalten soll, oder um das Kind im Fahrradanhänger anzusprechen.

Sportunterricht mit oder ohne Hörtechnik?

Grundsätzlich ist es natürlich immer besser, mit eingesetzter Hörtechnik Sport zu treiben, weil damit die Kommunikation und Orientierung im Raum leichter fällt. Bei Kindern und Jugendlichen, die schnell ins Schwitzen kommen, gibt es häufig das Problem, dass die Hörsysteme wegen der Feuchtigkeit aussetzen. Kinder mit leichtgradiger Schwerhörigkeit können dann ausprobieren, ob sie im Sportunterricht auch ohne Hörtechnik zurecht kommen. Bei mittel- bis hochgradigen Hörbeeinträchtigungen gibt es eine andere Lösung: Vielleicht hat Ihr Kind noch alte Hörgeräte, die für den Sport benutzt werden können, ähnlich wie bei einer Ersatz- oder Sportbrille. Anfallende Reparaturen werden allerdings für diese Altgeräte nicht mehr von der Krankenkasse übernommen.

In einer großen Sporthalle mit schlechter Raumakustik ist eine DAÜ* ebenfalls sehr hilfreich. Im sportlichen Bereich akzeptieren auch Jugendliche diese Anlagen meist gut.

Kein Online-Kauf bei Helmen!

Bei vielen Sportarten wird das Tragen eines Helms empfohlen oder ist sogar Pflicht. Träger von Hörsystemen müssen geduldig verschiedene Modelle ausprobieren, um einen passenden Kopfschutz zu finden und natürlich müssen Farbe und Design stimmen, damit er auch getragen wird. Der Helm sollte an Stirn und Hinterkopf stramm und seitlich etwas lockerer sitzen, damit die Prozessoren oder Hörgeräte Platz haben. Es geht also immer um Polsterung und Kopfform. Bei einem Skihelm sind Modelle geeignet, die weiche Ohrklappen oder Ohrpolster haben, die man auch entfernen kann (Abb. 7).

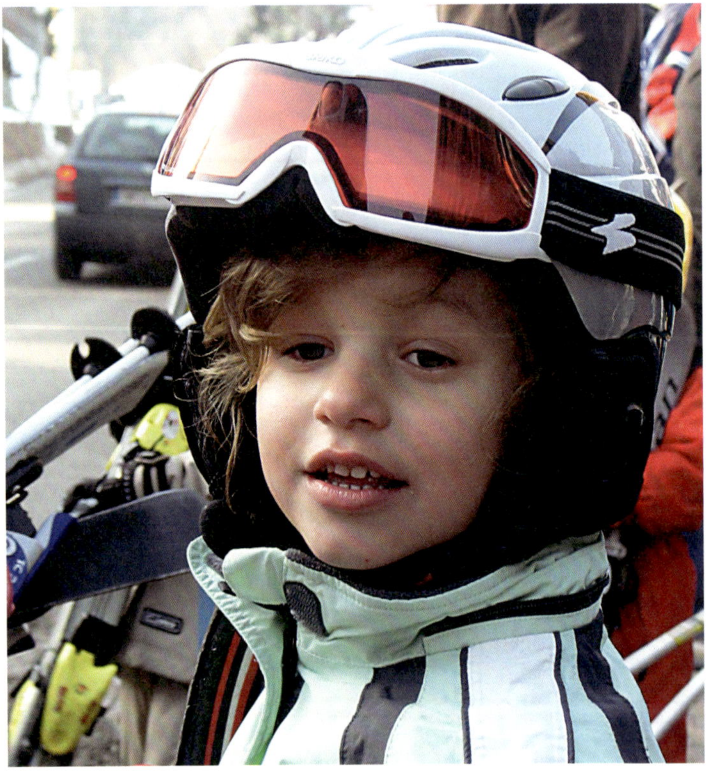

Abb. 7 Sein Skihelm passt auch mit CI.

Auch für Fahrradhelme gibt es kein Patentrezept, weil jeder Kopf und jede Hörtechnik anders ist. Manchmal ist ein großer Fahrradhändler eine gute Anlaufstelle, weil dieser eine große Auswahl bietet. Manchmal reicht ein kleiner Laden, in dem die Mitarbeiter ihr Angebot gut kennen und bei der jeweiligen Kopfform schon eine Idee für einen Helm haben. Auf keinen Fall ist ein Online-Kauf sinnvoll.

Tipp

→ *Eltern berichten immer wieder, dass sie bei Helmen aus anderen Sportbereichen fündig geworden sind: Jana, sieben Jahre alt, beiderseits mit CI versorgt, trägt z. B. zum Fahrradfahren einen Reithelm; Cihan, fünf Jahre alt und Hörgeräteträger, kommt beim Radeln mit einem Skaterhelm gut zurecht. Erkundigen Sie sich im Fachhandel, ob der ausgewählte Helm für den jeweiligen Einsatzbereich ausreichend Sicherheit bietet. Verändern Sie einen Helm niemals selbst, indem Sie z. B. von der Schale etwas ausfräsen. Damit verliert man im Falle eines Unfalls den Versicherungsschutz.*

Ob Knochenleitungsgerät mit Klebepad, im Stirnband oder mit Nackenbügel, HdO-Gerät* oder Sprachprozessor – jede Variante fordert eine sehr individuelle Lösung bei der Auswahl von Mütze oder Helm.

Urlaub

Wenn Sie im Familienurlaub oder auf einer Jugendfreizeit folgende Punkte beachten, bleibt das Thema „Hörtechnik" entspannt.

Batterien ▸ Nehmen Sie ausreichend viele Ersatzbatterien mit, da es im Urlaubsland schwierig sein kann, die richtige Batteriegröße zu bekommen, oder die Suche danach in einer fremden Sprache mühsam ist.

Tipp

→ *Mittlerweile müssen bei Flugreisen die Reservebatterien bzw. Ladegeräte aus Brandschutzgründen im Handgepäck mitgeführt werden. In der Kabine kann ein möglicher Brand einfacher bekämpft werden als im Frachtraum.*

Akkus ▸ Manchmal ist es, abhängig von der Situation im Urlaubsland, nicht immer einfach, das Aufladen von Akkus zu gewährleisten. Eine Alternative könnte eine Powerbank, also eine transportable Batterie, sein: Mit einem USB-Anschluss können dann die Akkus auch auf einem Naturcampingplatz aufgeladen werden. Fragen Sie Ihren Akustiker auch, ob in diesem speziellen Fall für den Urlaub ersatzweise Batterien verwendet werden können.

Ersatzgeräte ▸ CI-Träger können für die Zeit des Urlaubs einen Ersatzsprachprozessor ausleihen. Dieser sollte gerade in der Ferienzeit rechtzeitig beim Kundenservice des jeweiligen Herstellers bestellt werden, am besten spätestens zwei bis drei Wochen vor dem Urlaubsstart. Auch wenn es im Urlaubsland eine Niederlassung des CI-Her-

Ersatzgeräte rechtzeitig bestellen!

stellers gibt, ist es oft schwierig, dort einen defekten Sprachprozessor auszutauschen.

Hörgeräteträger können ihren Akustiker fragen, ob er für den Urlaub ein Ersatzgerät zur Verfügung stellen kann. Dies ist immer ein Entgegenkommen, da dazu keine Verpflichtung besteht. Notwendig wird dies wohl eher nur in Ausnahmesituationen, wie z.B. bei einem längeren Campingurlaub weit entfernt von einer größeren Stadt.

Zubehör ▸ Auf längeren Reisen sollten die wichtigsten Zubehör- und Ersatzteile, die ein CI-Träger benötigt, eingepackt werden: Reservekabel und Spule, Wasserschutzhüllen und Aufbewahrungstäschchen, bei kleinen Kindern auch der Sprachprozessortester zum Abhören der Mikrofonfunktion (Kap. 4). Denken Sie auch daran, die Fernbedienung für den Sprachprozessor einzupacken. Je nach Urlaubsziel wird eventuell ein Adapter für den Netzstecker Ihres Ladegerätes / -kabels benötigt.

Pflegemittel ▸ Das wichtigste Zubehör für Hörgeräte- und CI-Träger sind jedoch die Pflegemittel. Eine hygienische Reinigung der Otoplastiken* und das Trocknen der Technik ist absolut notwendig. Je nach Urlaubsort können das Klima ganz anders und vor allem die Luftfeuchtigkeit höher sein als zu Hause. Dann sollten die Trocknungssysteme jeden Abend zum Einsatz kommen.

Trockensysteme sind im Urlaub besonders wichtig.

Einstellung der Hörtechnik ▸ Das aktuell eingestellte Programm (die MAP) sollten CI-Träger ausgedruckt oder in digitalisierter Form mitnehmen. Sie bekommen es an der Stelle, welche die CI-Einstellungen vornimmt. So entstehen keine Probleme, wenn am Urlaubsort ein Audiologe aufgesucht werden muss. Schon zu Hause kann ermittelt werden, wo es in der Nähe des Urlaubsortes eine CI-Klinik gibt, um im Notfall nicht lange suchen zu müssen: Auf der Homepage des CI-Herstellers ist eine internationale Kliniksuche möglich.

Gleiches gilt für Kinder mit Hörgeräten. Nicht immer kann ein Akustiker in einem Urlaubsort die Hörtechnik Ihres Kindes mit dem Computer auslesen. Dafür ist es hilfreich, die aktuelle Einstellung dabei zu haben.

Patientenausweis und Kundenkarte ▸ Besonders im Urlaub ist der Patienten- oder auch Implantatausweis von Bedeutung. Jugendliche CI-Träger haben ihn am besten selbst in ihrem Portemonnaie dabei. So sind im Notfall die aktuellen Informationen zum Implantat und der Name der implantierenden Klinik für Helfer direkt zur Hand. Einige Hörgeräteakustiker stellen, vergleichbar dem Patienausweis, Kundenkarten mit den wichtigsten Informationen aus.

Hitze und Hörtechnik

Im Urlaub genau so wichtig wie zu Hause: Hörgeräte oder Sprachprozessoren sollten auf keinen Fall großer Hitze ausgesetzt werden. Deshalb dürfen die Hörsysteme nicht in der prallen Sonne, z. B. auf der Fensterbank oder im heißen Auto, liegen bleiben.

Flugreisen

Flugreisen mit Hörgeräten oder CIs sind für Kinder und Erwachsene unproblematisch.

Für den Sicherheitscheck am Flughafen dürfen Hörgeräte und Sprachprozessoren im Ohr bzw. am Kopf behalten werden. Sollte der Metalldetektor einen Alarm auslösen, so wird das Sicherheitspersonal auf die Hörbeeinträchtigung und vielleicht auf das Implantat hingewiesen und der Patientenausweis vorgezeigt.

Tipp

→ *Über den „Reisemedizinischen Informationsdienst" des ADAC kann ein Formular heruntergeladen werden, auf dem für das Sicherheitspersonal in verschiedenen Sprachen erklärt wird, warum z. B. das Abtasten oder der Handdetektor für die Kontrolle eines CI-Trägers besser ist. Der betreuende Arzt muss dieses Formular mit Unterschrift und Stempel versehen.*

Schäden an der Hörtechnik durch den Detektor sind nicht zu erwarten. CI-Träger haben aber das Recht auf eine Abtastkontrolle, wenn der Check mit dem Metalldetektor oder eine Röntgenkontrolle nicht erwünscht ist. Dabei sollte auch an den Ersatzprozessor gedacht werden, damit dieser nicht mit dem Handgepäck durch das Röntgengerät läuft. Es gibt eine sehr geringe Wahrscheinlichkeit, dass die Mikrofone des Prozessors durch das Röntgengerät beschädigt werden könnten. Eine Überprüfung kann vom Sicherheitspersonal auch manuell erfolgen. Für Hörgeräte und Sprachprozessoren mit aktivierter Telefonspule kann es sein, dass durch den Detektor ein leichtes Brummen zu hören ist. Um dies zu vermeiden, kann man die Hörtechnik während der Kontrolle einfach kurz ausgeschalten. Auch bei Sicherheitsschleusen im Kaufhaus oder Museum kann ein CI einen Alarm auslösen. Der Patientenausweis hilft dann im Gespräch mit dem Sicherheitspersonal.

Während des Fluges dürfen die Sprachprozessoren und Hörgeräte in Betrieb bleiben, auch wenn die Passagiere an Bord aufgefordert werden, alle elektronischen Geräte abzuschalten. Diese Aufforderung gilt nur für Fernbedienungen von Hörgeräten oder CIs. So können die Durchsagen während des Fluges gehört werden. Allein reisende Jugendliche sollten jedoch die Flugbegleiter darüber informieren, dass eventuell nicht alle Lautsprecherdurchsagen verstanden werden. Die Akustik an Bord ist oft schlecht, dazu kommen die Nebengeräusche durch die Mitreisenden.

Bei Start und Landung gibt es wenig Unterschiede zwischen Menschen mit und ohne Hörbeeinträchtigung: Durch die Druckschwankungen im Steig- oder Sinkflug kommt es unweigerlich zu einem Druckgefühl im Ohr. Gut sind eine freie Nase, Schlucken, Gähnen oder kräftige Kaubewegungen z. B. mit Hilfe von Kaugummi: Dadurch wird die Ohrtrompete geöffnet. Für manche Kinder ist das Druckgefühl im Ohr sehr unangenehm und sie nehmen die Hörgeräte heraus.

Übernachtungen mit der Kitagruppe, Schulklasse oder bei Freunden

Wie im großen Familienurlaub müssen Ersatzbatterien oder Akkus und Pflegemittel eingepackt werden. Die begleitenden Pädagogen sollten darüber informiert werden, dass die Versorgung mit Energie sowie die Reinigung der Hörtechnik wichtig ist und regelmäßig durchgeführt werden muss. Im besten Fall übernimmt der jeweilige Schüler diese Dinge selbstständig. Es sollte darauf geachtet werden, dass es für ein elektrisches Trockenetui oder das Ladegerät im Zimmer eine Steckdose gibt. Es muss den Betreuern auch bewusst sein, dass das Kind vielleicht nachts, ohne Hörtechnik am Ohr, im Notfall nicht ansprechbar ist, z.B. keinen Feueralarm hört. Wenn es technische Probleme geben sollte, so sind die Eltern die Ansprechpartner erster Wahl.

Klassenfahrt

Überprüfen Sie gemeinsam mit dem Kind vor der Klassenfahrt die Hörtechnik: Sind Ohrpassstücke und Schläuche in Ordnung und sauber? Sind die Steckverbindungen von Sprachprozessor und Spulenkabel fest? Wenn eine DAÜ benutzt wird: Ist der Sender aufgeladen? Sind die Kontakte zwischen Hörgerät und Audioschuh blank?

Ein Gerätekästchen ist eines der wichtigsten Utensilien, das auf so einer Fahrt mitgenommen werden sollte. Egal, ob das Kind duscht, abends zu Bett geht oder z.B. beim Schwimmbadbesuch die Hörsysteme kurzzeitig herausnehmen muss: Im Kästchen sind sie sicher aufbewahrt. Das Aufheben in der Hosentasche ist immer eine schlechte Variante.

Wenn es sich nur um eine einzelne Übernachtung bei einem Freund oder in der Kitagruppe handelt, so reicht es normalerweise aus, wenn die Stromversorgung dafür gesichert ist. Alle weiteren Dinge können danach wieder entspannt in häuslicher Umgebung erfolgen.

Familienfeste, Konzerte, Clubbesuche: Wenn es laut wird

Wenn die Hörgeräte Ihres Kindes gut angepasst sind, besteht kein Grund zur Sorge, dass es in extrem lauten Situationen eine weitere Schädigung des Gehörs gibt oder es dem Kind selbst unangenehm wird. Der Hörgeräteakustiker begrenzt die maximale Leistung der Hörsysteme, immer im Hinblick auf die Unbehaglichkeitsschwelle des Kindes. Das bedeutet, dass bestimmte Lautstärkespitzen nicht auf das Ohr übertragen, sondern „abgeschnitten“ werden.

Beispiel

Die 17-jährige, hochgradig schwerhörige Chrissie lässt beim Clubbesuch lieber beide Hörgeräte „dran“: Falls sie angesprochen wird, kann sie adäquat reagieren.

Es gibt eine besondere Form von Schwerhörigkeit, bei der es besser ist, die Hörtechnik aus dem Ohr zu entfernen, wenn es sehr laut wird: Das sind die sogenannten offenen Versorgungen, bei denen die tiefen Töne über ein offenes Ohrpassstück direkt das Trommelfell erreichen. Diese gelangen dann „unbearbeitet“ zum Ohr, also eigentlich am Hörgerät „vorbei“. Bei einer reinen Hochtonschwerhörigkeit ist dieser Effekt gewünscht, aber bei einem Clubbesuch mit extrem lauter Musik eher störend. Dann sind Gehörschutzstöpsel empfehlenswert.

Wenn das Kind mit Hörbeeinträchtigung sehr jung ist und die Unbehaglichkeitsschwelle noch nicht genau angeben kann, werden diese Werte für die Hörgeräteprogrammierung aus anderen Untersuchungsergebnissen berechnet. Das ist dann nur ein Anhaltswert. Daher ist es wichtig, das Verhalten des Kindes in lauter Umgebung, wie etwa auf großen Familienfesten oder auf dem Jahrmarkt, gut zu beobachten und gegebenenfalls die Hörgeräte herauszunehmen und / oder den Ort zu wechseln.

Beispiel

Damir, vier Jahre alt, ist mit CIs versorgt und lebt in einer Kleinstadt. Auf einem Straßenfest hört er begeistert der lauten Blasmusikkapelle zu. Roman, fünf Jahre alt und ebenfalls CI-Träger, sind die vielen Geräusche auf dem Oktoberfest in München zu laut. Er weint und sagt, dass er heim will: Wann Menschen mit und ohne Hörschädigung etwas als zu laut empfinden, ist individuell sehr verschieden.

Grundsätzlich gilt, dass Ohren, die eine Hörbeeinträchtigung haben, davor bewahrt werden müssen, dass sich der Hörverlust durch Lärmeinwirkung noch vergrößert. Ganz besonders wichtig ist dies für jeden, der ein normal hörendes und ein schwerhöriges, vielleicht auch taubes Ohr hat. Dann wird empfohlen, z.B. auf einem lauten Pop-Konzert, einen Gehörschutzstöpsel für das gut hörende Ohr zu benutzen. Sehr junge Kinder sollten generell keiner extrem lauten Umgebung ausgesetzt werden.

Theater, Kino, Kirche: Hören in großen Räumen

In großen Veranstaltungsräumen gibt es, ähnlich wie in Sporthallen, das Problem, dass der Sprecher oftmals weit entfernt ist. Wenn die Raumakustik nicht optimal ist, gibt es außerdem einen großen Nachhall. Im Kindertheater ist der Störschallpegel im Publikum oft sehr hoch. Zusätzlich sind die Lichtverhältnisse nicht immer optimal, wodurch Mimik und Mundbewegungen schwerer zu erkennen sind. Diese Punkte können den Veranstaltungsbesuch für Kinder mit Hörbeeinträchtigung neben dem Genuss an dem Theaterstück oder der Musik auch ziemlich anstrengend machen. Es gibt aber für einige dieser Situationen effektive technische Hilfen.

Inklusion durch induktive Höranlagen verbessern.

In vielen Theatersälen, Kirchen und Kinos gibt es induktive Höranlagen. Dafür sind an bestimmten Plätzen des Saales Induktionsschleifen (spezielle Kabel) auf dem Boden verlegt, die Sprach- und Musiksignale in elektromagnetische Signale umwandeln. Mit der Telefonspule (T-Spule*) im Hörgerät oder Sprachprozessor kann dieses elektromagnetische Feld empfangen und wieder in akustische Signale zurückverwandelt werden. Damit ist die Sprache so deutlich zu hören, als befindet man sich direkt neben dem Sprecher.

Die T-Spule

Mit der Technik der Induktion kann jeder, unabhängig vom Hersteller des Hörgerätes oder Sprachprozessors, auf einfache Art und Weise eine drahtlose Übertragungstechnik nutzen. Dies ist ein wichtiger Bestandteil für die soziale Teilhabe im öffentlichen Raum. So wird Barrierefreiheit geschaffen, weil Kinder und Erwachsene mit Hörbeeinträchtigung ohne weitere Zusatztechnik an Veranstaltungen teilnehmen können.

Beim Kartenkauf für eine Veranstaltung kann oft nach den Plätzen mit Induktionshöranlage gefragt werden. Bei einer Online-Reservierung wird oftmals auf die entsprechenden Plätze über das offizielle Logo (Abb. 8) hingewiesen.

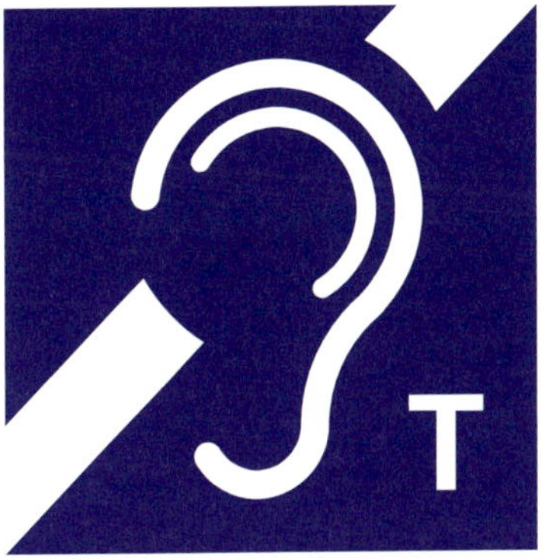

Abb. 8 Logo für induktive Höranlage (Ralf Göppert)

Die T-Spule* kann einfach über den Programmwahltaster am Hörsystem, über die App auf dem Smartphone oder die Fernbedienung ein- und ausgeschaltet werden. Bei der Programmierung der T-Spule* sollte mit dem Akustiker überlegt werden, ob nur diese Technik allein oder gleichzeitig das Mikrofon der Hörtechnik arbeiten soll: Der Vorteil ist, dass der Sitznachbar über das Mikrofon verstanden wird und das Kind auch dann noch hört, wenn es sich z. B. in der Pause aus dem Bereich der Induktionsschleife entfernt.

Viele Kinder und Jugendliche mit Hörbeeinträchtigung lieben Kinobesuche, manche gehen jedoch nicht so gerne mit, weil sie die Sprache der oftmals synchronisierten Filme nur schwer verstehen können und einige Geräusche im Filmsetting oft sehr laut sind. Die

Kinofilme mit Untertitel-App besser verstehen.

kostenlose App „Greta & Starks“ wirbt mit „barrierefreiem Kino mit Untertiteln“. Es werden alle Dialoge und wichtige Umgebungsgeräusche in Untertitel übersetzt. Die Darsteller des Films werden durch farbige Untertitel voneinander unterschieden (Serviceteil).

Kita und Schule: Hören in der Gruppe

Neben einer akustischen Raumsanierung, die in puncto „Barrierefreiheit“ vergleichbar ist mit einer Rampe oder einem Fahrstuhl für Rollstuhlfahrer, ist auch hier eine DAÜ* sehr hilfreich: Die Kita-Pädagogen oder Klassenlehrer tragen ein Sendemikrofon und ihre Stimmen werden drahtlos und in digitaler Qualität an die Empfänger der Hörgeräte oder Sprachprozessoren übertragen. Die Form der Ankopplung ist je nach Typ unterschiedlich.

In der Kita hat sich die Anlage z.B. im Stuhlkreis, beim Vorlesen im Freispiel oder bei Ausflügen bewährt (Batliner 2018). Beratung zum Einsatz der DAÜ* führen die Hörfrühförderung und die mobilen Dienste durch, die Kinder mit Hörschädigung in Regeleinrichtungen begleiten.

Eine Übertragungsanlage wird erst dann im Alltag erprobt, wenn sich das Kind schon an seine Hörgeräte oder CIs gewöhnt hat und diese passend eingestellt sind. Das Hören mit einer Anlage ist noch mal anders als ausschließlich mit Hörgeräten oder CI.

Beispiel

Spieltipp zur Eingewöhnung der DAÜ: Lara ist vier Jahre alt und hochgradig schwerhörig. Sie ist mit ihrem Vater im Wohnzimmer und hat einige kleine Spielzeuge, wie Tierfiguren, ein kleines Buch und ein Auto vor sich auf einem Tablett. Die Mutter wünscht sich über die DAÜ aus einem anderen Zimmer einen der Gegenstände, den Lara ihr bringt. Lara erlebt so, dass sie mit ihren Hörgeräten über die Anlage etwas hört, was weit weg gesagt wird und der Vater nicht verstehen kann. Mit dieser positiven Erfahrung ist sie auch in der Kita bereit, die Anlage zu erproben, auch wenn es hier nicht um das Hören durch Wände geht.

In der Schule kann die Anlage noch umfangreicher eingesetzt werden als in der Frühpädagogik. Gerade auf weiterführenden Schulen sind Schüler mit unterschiedlichen Sprechern in unterschiedlichen Klassenräumen konfrontiert. Eine möglichst klare akustische Übertragung ist auch für Kinder, die trotz ihrer Hörbeeinträchtigung eine völlig altersgemäße, unauffällige Sprachentwicklung haben, von großer Bedeutung. Schön ist es auch, wenn es weitere Mikrofone für die Mitschüler gibt, damit deren Unterrichtsbeiträge ebenfalls gut verstanden werden.

Wenn die Übertragungsanlage nicht mehr benutzt wird, z.B. nach Unterrichtsende, können Audioschuhe* und Empfänger an der Hörtechnik bleiben. Das hat den Vorteil, dass sie am nächsten Schultag nicht vergessen oder auf dem Schulweg aus der Hosentasche verloren werden. Der Nachteil beim Einsatz von Audioschuh* und Empfänger ist, dass die Geräte insgesamt etwas größer und am Ohr ein bisschen schwerer sind. Einige Hörgeräte und CIs haben den Empfänger in der Batteriekammer integriert. Hörgeräte der neuesten Generation besitzen eine direkte Anbindung: Die Signale des Senders werden hier ohne Einsatz eines zusätzlichen Gerätes empfangen. So ist die Verbindungstechnik bei jeder Tragevariante immer dabei, was gerade in der Kinderversorgung eine wertvolle Weiterentwicklung ist.

Sonderformen der DAÜ-Verbindung

Manchmal wird für die Verbindung eines Empfängers mit dem Übertragungssender eine Hilfe benötigt, weil das Hörsystem z. B. keinen direkten Anschluß für den Empfänger hat. Das ist bei einigen Knochenleitungshörgeräten oder bei besonderen technischen Versorgungen notwendig. Als „Zwischengerät" können ein sogenannter Streamer oder ein Multifunktionsmikrofon zum Einsatz kommen, an die ein Empfänger angeschlossen und dieser dann mit der Hörtechnik per Bluetooth verbunden wird.

In einigen Schulen gibt es zudem Lautsprecheranlagen zur Optimierung der Raumakustik. Dadurch ist die Stimme des Lehrers selbst in der letzten Sitzreihe ausreichend gut zu verstehen. Das hat zur Folge, dass auch unkonzentrierte, gut hörende Schüler dem Unterricht besser folgen können und dadurch weniger unruhig sind. Davon profitieren alle, auch der Lehrer selbst, der in einem ruhigeren Klassenraum stimmschonend sprechen kann.

Von Lautsprecheranlagen profitieren alle!

Mediennutzung

Fernsehen

Ähnlich wie bei Kinofilmen ist es oft anstrengend, Gesprächen in TV-Filmen zu folgen, weil auch hier viele synchronisiert sind und die Mundbewegungen daher nicht zum Text passen. Häufig gibt es auch undeutliche Sprecher, Hintergrundmusik oder laute Actionszenen, die das Verstehen der Dialoge auch für gut Hörende erschweren. Machen Sie sich zunächst die Mühe, die Audioeinstellung Ihres Fernsehers über das Menü zu optimieren.

Tipp

→ *Da in modernen Flachbildschirmfernsehern nur wenig Platz für Lautsprecher mit guter Klangqualität zur Verfügung steht, ist es sinnvoll, einen externen TV-Lautsprecher anzuschließen, der die Klangqualität verbessert, ohne dass die Gesamtlautstärke des Fernsehtons erhöht werden muss.*

Auch wenn die Hörtechnik optimal eingestellt ist, kann es beim Fernsehen Probleme geben. Das liegt an der Reichweite der Hörgeräte- bzw. Sprachprozessormikrofone und dem Sitzabstand zum Fernseher. Durch den Einsatz einer DAÜ* kann dieses Manko überbrückt werden: Der Sender der DAÜ* kann per Audiokabel am Fernseher angeschlossen werden. Sollte an Ihrem Fernseher der TV-Lautsprecher ausgeschaltet sein, wenn das Audiokabel angeschlossen wird, können Sie den Sender der DAÜ* auch einfach vor den Lautsprecher legen. Dann kann die ganze Familie gemeinsam sehen und hören.

Bei einigen Hörgeräten oder Sprachprozessoren gibt es ein sogenanntes Minimikrofon als Zubehör. Auch dieses kann vor den

Lautsprecher des Fernsehers gelegt oder über das Audiokabel direkt angeschlossen werden.

Indukionsschleifen, wie sie für große Räume beschrieben wurden, können auch privat genutzt werden: Die Schleife wird im Fernsehzimmer verlegt und das Kind hört dann über die Einstellung der T-Spule* den Fernsehton induktiv, also direkt übertragen auf seine Hörtechnik. Auch hier entscheidet der Einzelne, ob die Mikrofone am Hörgerät oder Sprachprozessor zusätzlich aktiviert werden, um sich dabei unterhalten zu können.

Hören über Induktion ist auch privat möglich.

Neben all den technischen Lösungen sollten Störgeräusche vermieden werden, wie z. B. das Knistern der Chipstüte, indem man Knabbersachen in Schüsseln füllt.

Tipp

→ *Filme auf DVD oder Blue Ray haben den Vorteil, dass sie mit Untertiteln versehen sind, die im aktuellen TV-Programm oder der TV-Mediathek nicht immer zur Verfügung stehen.*

Musik hören

Kleinkinder mit Hörgeräten oder CIs lieben Lieder, Verse, und Singspiele und sammeln ihre ersten Erfahrungen mit Musikinstrumenten. Bis zum Vorschulalter sollte das gemeinsame Singen und Musizieren im Vordergrund stehen. Je nach Hörentwicklung werden danach auch digitale Medien für Musik und Hörspiele wichtig. Kollegen, die Workshops für Jugendliche CI-Träger veranstalten, berichten regelmäßig, dass die Fragen nach

Anschlussmöglichkeiten für einen optimalen Musikgenuss an erster Stelle stehen. Der Ausgleich des Hörverlustes durch die Individuelle Hörtechnik ist für die Freude am Musikhören sehr wichtig, weil dadurch Klang und Lautheitsumfang des jeweiligen Stückes so optimal wie möglich übertragen werden.

Viele Hörgeräte und CIs können sich heutzutage über Bluetooth* mit einem Abspielgerät verbinden. So funktionieren die Hörgeräte dann wie kabellose Kopfhörer. Wenn die eigene Hörtechnik noch nicht streamingfähig ist, kann auch hier die DAÜ* eingesetzt werden: Am einfachsten ist es, das Audiokabel der Anlage auf der einen Seite mit dem MP3-Player oder dem Smartphone zu verbinden und den anderen Klinkenstecker am Sender der Anlage anzuschließen.

Tipp

→ *Speichern Sie beliebte Lieder und Geschichten auf dem Smartphone: Das kann auch schon für jüngere Kinder z.B. bei einer längeren Autofahrt sehr hilfreich sein und nicht alle im Auto müssen die zahlreichen Wiederholungen beliebter Songs und Hörspiele mit anhören, wenn ein Direktanschluss verwendet wird. Auch für entspannte Gespräche beim Autofahren hat sich der Einsatz der DAÜ bewährt: Dabei trägt der Fahrer den Sender, kann sich auf das Fahren konzentrieren und die Sprache wird trotz aller Nebengeräusche direkt auf die Empfänger des Kindes übertragen.*

Für musikbegeisterte Schulkinder und Jugendliche kann ein spezielles Hörprogramm vom Akustiker eingestellt werden, das einen Frequenz*umfang überträgt, der das Musikhören optimiert. Dieses spezielle „Musikprogramm“ kann auch am Sprachprozessor eingestellt werden. Diese Programmeinstellung geschieht über den Taster an der Hörtechnik oder über die App des Herstellers am Smartphone oder Tablet. Auch hier kann individuell entschieden werden, ob die Mikrofone mit aktiviert werden oder nicht. Wichtig ist, dass die Kinder schon eigenverantwortlich das Programm anschließend wieder auf den „Alltagsbetrieb" umstellen. Interessant ist, dass Kinder und Jugendliche aber in der Regel ihr gewohntes Alltagsprogramm bevorzugen, wenn sie Musik hören oder selbst musizieren.

Musikhören mit Kopfhörern und Hörgerät

Einige Jugendliche verwenden lieber einen Kopfhörer, wenn sie Musik hören. Sie benutzen dafür große Over-Ear-Kopfhörer, die das Ohr mit der Hörtechnik umschließen. Man muss allerdings ausprobieren, ob diese Variante mit der getragenen Hörtechnik funktioniert.

Telefonieren

Das Telefonieren ist für Kinder und Jugendliche mit Hörbeeinträchtigung nicht immer einfach. Oft ist die Übertragungsqualität schlecht und Mundbild, Gestik und Mimik des Gesprächspartners fehlen.

Bei kleineren Kindern hat es sich bewährt, über den Lautsprecher des Telefons zu kommunizieren. So kann ein Elternteil mithören und bei Verständnisproblemen helfen.

Tipp

→ *Ein Foto von häufigen Gesprächspartnern, z. B. dem Opa mit Smartphone am Ohr, ist zu Beginn der Hörentwicklung eine große Hilfe: Wenn das Telefon klingelt und der Opa anruft, wird dem Kind das Foto gezeigt. Es kann so die gehörte Stimme zuordnen und wird motivierter mit dem Telefonpartner kommunizieren. Eine andere Möglichkeit wäre ein Videochat bzw. eine Bildtelefonie.*

Mit zunehmendem Alter möchten Kinder möglichst ungestört telefonieren und die Lautsprecherfunktion des Telefons ist dann nicht mehr gefragt. Wichtig ist vor allem die Position des Telefonhörers oder Smartphones: Etwas höher, am Mikrofon der Hörtechnik und nicht an der Ohrmuschel.

Das Handy auf Höhe des Mikrofons halten!

Schwierig kann das Telefonieren mit dem Smartphone von unterwegs in lauter Umgebung sein. Bluetooth*fähige Geräte bieten hier große Vorteile. Damit haben Jugendliche mit beidseitiger Hörbeeinträchtigung sogar einen Vorteil gegenüber den normalhörenden Freunden: Das Gespräch wird mit beiden Ohren gehört.

Es gibt auch Handys oder Smartphones für Schwerhörige, die für Klingelton und Sprache besonders laut einstellbar sind. Viele Jugendliche lehnen diese jedoch ab, weil sie lieber durch den Vibrationsalarm eines „normalen" Smartphones über eine Nachricht oder einen Anruf informiert werden und dann per Bluetooth* über die Hörgeräte oder Sprachprozessoren telefonieren.

Tipp

→ *Telefontraining mit vertrauten Personen hilft bei der Eingewöhnung: Bei einem Gespräch mit einem Freund oder Familienangehörigen können mit älteren Kindern die Position des Telefonhörers und kurze Gespräche zu einem vertrauten Thema entspannt ausprobiert werden. Auch Gesprächstaktik, also wie man sich im Gespräch verhält, verbessert die Kommunikation. Ihre Frühförderin oder Logopädin kann Ihnen dazu Tipps geben. Auch in Förderzentren mit Schwerpunkt Hören ist dies ein Unterrichtsinhalt.*

Weitere Alltagsthemen

Einschlafen mit Hörtechnik

Für das abendliche Ritual des „Zu-Bett-Bringens" ist es für das Kind hilfreich, wenn es dabei seine Hörgeräte bzw. Sprachprozessoren im Ohr behält. So kann es der Gute-Nacht-Geschichte oder dem Einschlaflied entspannt folgen. Sollte es beim Vorlesen oder Singen schon einschlafen oder fühlt es sich wohler, wenn es beim Einschlafen die Geräte noch trägt, können Eltern sie später abnehmen.

Es gibt auch Kinder oder Jugendliche, die nicht ohne Hörtechnik am Ohr schlafen wollen, um eine akustische Orientierung zu haben, falls sie nachts wach werden. Hierbei hat es sich bewährt, dass jeweils ein Gerät, tageweise abwechselnd rechts oder links, getragen wird. So haben das jeweils gegenüber liegende Ohr und die Kopfhaut Zeit, sich zu „erholen". Außerdem kann das nicht getragene Gerät über Nacht zum Entfeuchten in den Trockenbecher oder das elektrische Trockenetui gelegt werden (Kap. 4).

Manche Kinder wollen mit Hörtechnik schlafen.

Bei Säuglingen, die noch keinen geregelten Tag-Nacht-Rhythmus haben und auch tagsüber schlafen, ist es oft besser, die Geräte während dieser Zeit im Ohr zu belassen. Ansonsten wird das Kind wieder wach, wenn man an die Ohren fasst, um die Geräte zu entfernen. Außerdem ist für viele Kinder das ständige Einsetzen und wieder Herausnehmen der Ohrpassstücke eher lästig.

Wenn Ihr Kind jedoch einen Mittagsschlaf macht, egal, ob zu Hause oder in der Kita, hat es sich bewährt, die Geräte herauszunehmen. So wird vermieden, dass das Kind wach wird, die Hörtechnik aus Langeweile erkundet und auseinander nimmt. Wichtig ist ein Nachtlicht zur Orientierung, sowohl für den Nacht- als auch den Mittagsschlaf: Solange die Hörtechnik noch nicht wieder im Ohr des Kindes aktiviert ist, muss es sich visuell orientieren können, auch in der Kita.

Nach einem langen Nachtschlaf brauchen Kinder, die mit CI versorgt sind und noch am Anfang der Hörentwicklung stehen, manchmal zunächst ein leiseres Programm. Damit können sie sich nach der Hörpause erst einmal wieder an das Hören gewöhnen. Nach etwa 30 Minuten wird dann das Alltagsprogramm eingestellt.

Haut- und Haarpflege

Sonnenschutz-, Hautpflege- und Kosmetikprodukte enthalten oft Inhaltsstoffe, die Kunststoffe angreifen, somit auch die Gehäuse von Hörgeräten und Sprachprozessoren. Beim Eincremen sollten deshalb die Geräte abgenommen werden. Danach werden die Hände gewaschen und man wartet ab, bis z.B. die Sonnencreme eingezogen ist. Anschließend können die Hörsysteme wieder eingesetzt werden.

Tipp

→ *Vor dem Haarstyling mit Haarspray immer erst die Hörsysteme entfernen: Durch den „Nebel“, der auf die Haare aufgebracht wird, verkleben vor allem die Mikrofonöffnungen der Hörtechnik.*

Mit Hörtechnik am Ohr kann jede Frisur getragen werden. Bei den meisten Friseuren erfolgt zunächst eine Beratung und anschließend die Haarwäsche und/oder der Haarschnitt. Nach dem Gespräch sollten für Waschen und Schneiden die Hörtechniken entfernt werden: Vor allem die abgeschnittenen Härchen setzen sich schnell in die Mikrofonöffnungen. Frisuren, die die Ohren frei lassen, sind optimal: So gibt es keine Probleme mit Reibegeräuschen durch die Haare an den Mikrofonen. Bei sogenannten Dreadlocks werden dichte Haarstränge getragen. Diese können, ähnlich wie auch bei dicken Zöpfen, bei Kopfbewegungen gegen die Hörsysteme „klopfen" und Geräusche verursachen. Wer lange, dichte Haare hat, wird unweigerlich unter der Haarpracht schwitzen, wobei die Hörsysteme feucht werden. Bei hohen Temperaturen ist dann zu überlegen, ob die Haare nicht zusammengebunden werden.

Beim Arzt

Bei jedem Arztbesuch ist eine vertrauensvolle Basis wichtig. Für das Arzt-Patienten-Verhältnis ist es oberstes Gebot, dass der Behandelnde über die Schwerhörigkeit informiert wird und einige Tipps für den Umgang damit erhält.

Kommunikationshilfen mit dem Zahnarzt vereinbaren.

Beim Zahnarzt sollte ein Gespräch vor der Behandlung stattfinden, wenn noch kein Mundschutz getragen wird und Informationen eventuell vom Mund abgelesen werden müssen. Der Arzt sollte bestimmte Zeichen mit dem Kind oder Jugendlichen absprechen, wenn die Behandlung stattfindet: z.B. auf die Schulter tippen für „Mund öffnen". Außerdem sollten Hintergrundgeräusche während des Arztgesprächs vermieden werden, weil das die Sprachverständlichkeit enorm erschwert. Unangenehm wird es vielleicht für Kinder und Jugendliche mit einer großen Sensibilität für laute Geräusche im Hochtonbereich. In diesem Fall sollte die Behandlung ohne Hörgeräte erfolgen.

Unbedenklich ist der Einsatz einer Schall- oder Elektrozahnbürste zu Hause: Das ist weder für Hörgeräte- noch für CI-Träger problematisch.

Sind ärztliche Untersuchungen wie MRT, CT oder Röntgen notwendig, ist es ratsam, die Hörgeräte und Sprachprozessoren zu entfernen, da es aufgrund der auftretenden Magnetfelder zu Schädigungen an der Hörtechnik kommen kann. Bei den allermeisten MRT-Geräten ist die Feldstärke der Messung in einem Bereich, der mit CI möglich ist. Der Radiologe, der diese Untersuchung durchführen will, muss aber vorab mit der betreuenden CI-Klinik Kontakt aufnehmen.

Radiologen müssen die CI-Klinik kontaktieren.

Grundsätzlich sollte der Implantatausweis dem behandelnden Arzt vorgelegt werden, wenn bestimmte Untersuchungen nötig sind. Dieser Ausweis enthält Informationen, mit denen der Mediziner Risikofaktoren für eine Untersuchung erkennen kann.

Lichtsignalanlagen

Bei einer Signalanlage werden akustische Signale in Lichtsignale umgewandelt. So erkennen auch Kinder und Erwachsene mit starker Schwerhörigkeit, selbst wenn sie die Hörtechnik gerade nicht tragen, dass es an der Haustür geklingelt hat oder das Telefon läutet. Diese Anlagen bestehen aus einem Sender, der mit den unterschiedlichsten Geräten verbunden werden kann, und den jeweiligen Empfängern mit Blitzlampe. Die Übertragung der Signale erfolgt über die Stromleitung von Steckdose zu Steckdose. Wird ein Signal über die Stromleitung empfangen, gibt es helle Lichtblitze, ähnlich wie bei einer Fotokamera.

Werden mehrere Sender verwendet, zeigt eine LED am Empfänger an, von welchem Gerät das Signal kommt, z.B. vom Telefon oder der Türklingel. Besonders wichtig sind diese Lichtsignalanlagen in Verbindung mit einem Rauchmelder: Damit werden alle Menschen mit Hörschädigung optimal vor Feuer und Rauch gewarnt, auch wenn sie nachts ohne Hörtechnik schlafen.

Ein LED-Signal zeigt, welches Gerät aktiv ist.

Lichtsignalanlagen werden auch als Babysender für schwerhörige Eltern oder als Alarmsender verwendet, womit ältere Kinder den Alarmknopf betätigen und so ein Lichtsignal erzeugen, welches ihre Eltern mit Hörschädigung zu ihnen ins Kinderzimmer „ruft“.

Gesetzliche Krankenkassen übernehmen die Kosten, wenn eine solche Anlage verordnet wird.

Weckerauswahl

Für die Selbstständigkeitsentwicklung der Kinder ist es wichtig, dass sie lernen, alleine aufzustehen und sich z.B. für die Schule fertig zu machen. Ab dem Teenageralter ist zu überlegen, einen Wecker anzuschaffen.

Dafür gibt es mehrere Varianten:

- **Lichtwecker**: Wecksignale sind Lichtblitze.
- **Vibrationswecker**: Erhältlich mit einem Vibrationskissen oder einer Vibrationsanlage, die man an den Lattenrost schrauben

kann. Wenn es für CI-Träger unangenehm ist, ein Vibrationskissen unter dem Kopf zu verwenden, kann dies auch an anderer Stelle im Bett liegen.

- **Wecker mit lautem Signalton**: Lichtwecker haben oft die zusätzliche Möglichkeit eines sehr lauten Wecktons.
- **Wecken per Smartphone und Smartwatch**: Vom Smartphone wird die Weckzeit auf die Smartwatch übertragen und der Jugendliche erhält ein Vibrationssignal.

Tipp

→ *Bei Übernachtungen im Hotel müssen Jugendliche und Erwachsene an der Rezeption Bescheid geben, dass es Probleme mit dem Hören geben kann, wenn es z.B. nachts einen Feueralarm gibt. Das Personal muss in diesem Fall direkt zum Zimmer kommen und den Gast warnen. Einfacher ist der Kontakt über eine Smartwatch, die im Bedarfsfall über das Handy aktiviert wird und dann vibriert.*

Was tun mit alten Hörgeräten?

Wenn Kinder ein CI bekommen, benötigen sie die zuvor getragenen Hörgeräte nicht mehr. Viele Organisationen sind dankbare Abnehmer für solche Spenden. In zahlreichen Regionen dieser Welt gibt es Menschen mit Schwerhörigkeit, die sich keine Hörtechniken leisten können, weil es dort z.B. keine gesetzliche Krankenversicherung gibt, die diese Kosten übernimmt. Im Internet oder bei Ihrem Hörgeräteakustiker bekommen Sie entsprechende Kontaktdaten, wenn Sie Hörtechnik spenden möchten.

Bei einer Neuversorgung mit Hörgeräten sollte man mit einer Spende eher vorsichtig sein: Wenn die Vorgängermodelle noch ausreichend funktionieren, geben sie oft gute Ersatzgeräte für den Notfall ab oder können, wie beschrieben, im Sport eingesetzt werden.

In der Schweiz bleibt die Hörtechnik im Besitz der finanzierenden Stelle, der Invalidenversicherung, und darf nicht gespendet werden. In Deutschland bleibt die Hörtechnik rechtlich gesehen auch im Besitz der finanzierenden Krankenversicherung. Es gibt bei der Kostenübernahme für Hilfsmittel durch die gesetzliche Krankenkasse aber zwei Unterscheidungen: mit „Eigentumsvorbehalt“ und solche ohne diesen Vermerk. Letzteres trifft auf Hörtechnik zu, die daher in Deutschland gespendet werden darf. Auch in Österreich ist eine Spende kein Problem.

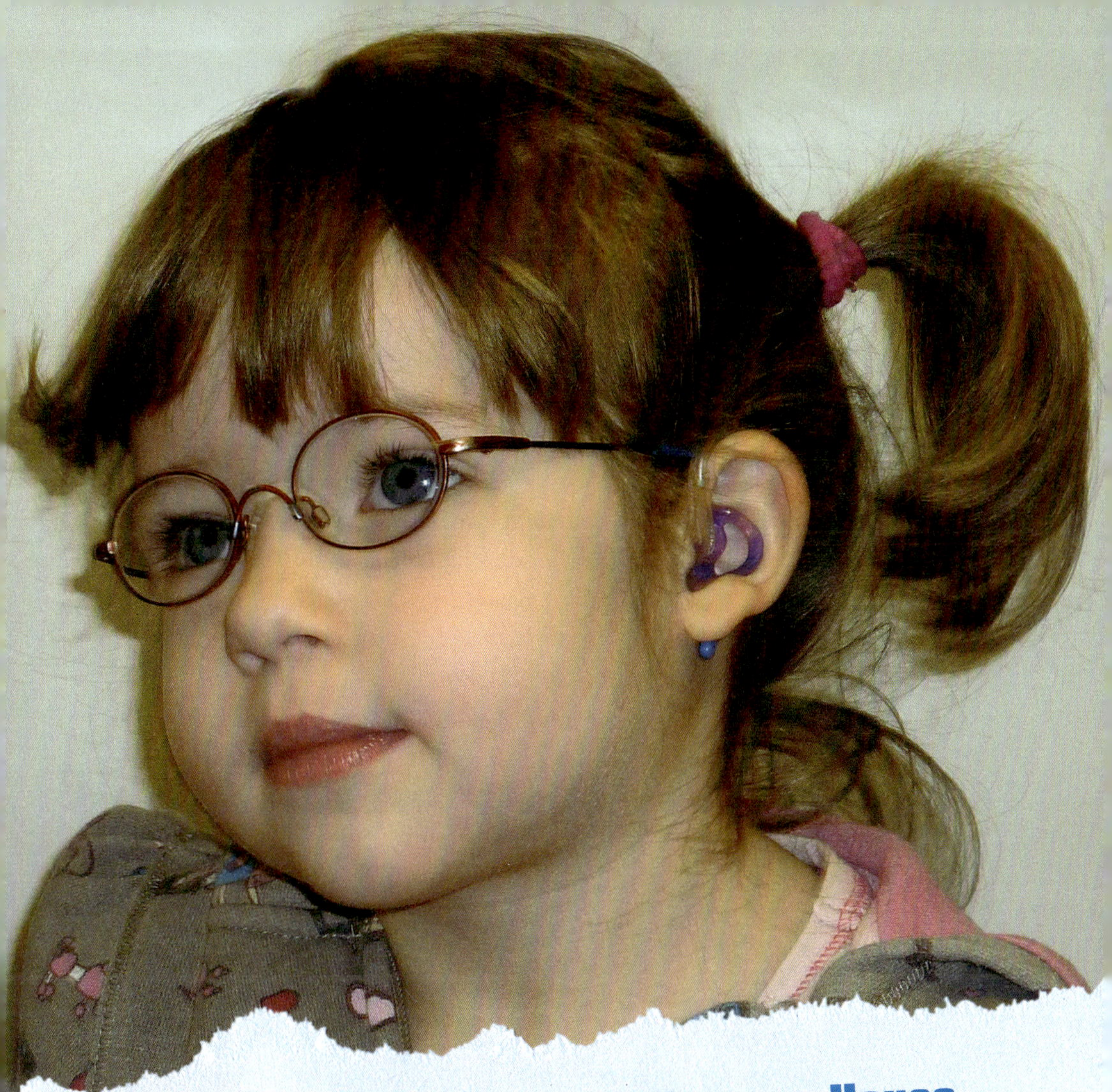

4 Wartung und Pflege zu Hause

Richtige Pflege erhöht die Lebensdauer der Hörgeräte, CIs und des Zubehörs deutlich. Die regelmäßige Kontrolle gibt zudem Sicherheit und ermöglicht, falls nötig, zeitnahe Reparaturen. In diesem Kapitel finden Sie einfach umsetzbare Praxistipps, wie Sie oder Ihre älteren Kinder mit wenig Zeitaufwand den optimalen Nutzen der Geräte sichern können.

Funktionskontrolle der Hörtechnik

Wenn Sie das Hörgerät einschalten, es mit der Hand umschließen und dann das Rückkopplungspfeifen zu hören ist, zeigt dies, dass das Gerät grundsätzlich arbeitet. Es sagt aber nichts darüber aus, wie gut die Qualität der Übertragung ist.

Mit dem Stetoclip den Klang prüfen.

Funktionskontrolle bei einem Hinter-dem-Ohr-Gerät ▸ Mit einem Stetoclip* kann das HdO-Gerät* abgehört werden. Dieses Stetoclip* besteht aus einem Bügel aus Metall oder Kunststoff und einem Schlauch, der so aussieht, wie der am Ohrpassstück des Kindes, nur länger. Bei Säuglingen und Kleinkindern gehört das Stetoclip* zur Grundausstattung.

Die Ohrpassstücke werden entfernt und der Schlauch des Stetoclips* wird an dem Winkel des Hörgerätes befestigt. Die Gummistöpsel am Ende des Bügels werden in die eigenen Ohren gesteckt. Halten Sie das Hörgerät eingeschaltet nah vor Ihren Mund und sprechen Sie einzelne Wörter. Zur Vergleichbarkeit sollten es immer dieselben Wörter sein, wie z.B. die Zahlen von eins bis fünf. Durch die Einstellung, die an die Hörkurve des Kindes angepasst ist, klingt die Sprache verändert. Ihre Stimme sollte sich aber nicht verzerrt anhören oder knistern, wie ein schlecht eingestelltes Autoradio. Entscheidend ist, dass es so klingt wie gewohnt.

Vorsicht bei lauter Verstärkung!

Seien Sie vorsichtig, wenn die Hörgeräte eine hohe Verstärkungsleistung haben. Um die eigenen Ohren vor zu hoher Lautstärke zu schützen, kann am Stetoclip* ein Schlauch mit Filterelement zur Dämpfung benutzt oder dieser ein wenig abgeknickt werden.

Eine kostengünstige Alternative zum Stetoclip* ist der Abhörschlauch. Bei diesem Schlauch gibt es an einem Ende einen Stöpsel für das Ohr des Prüfers, am anderen Ende die Möglichkeit, das Hörgerät des Kindes anzuschließen. Der Nachteil für den Überprüfer ist, dass die Funktion des Gerätes nur auf einem Ohr gehört werden kann, während das andere Ohr die normalen Umgebungsgeräusche aufnimmt. Das erschwert die Kontrolle der Geräte. Diese Situation entsteht mit dem Stetoclip* nicht, da das Hörgerät über beide Ohren abgehört wird.

Funktionskontrolle bei einem Knochenleitungshörgerät ▸ Eine beidseitige Schallleitungsschwerhörigkeit* simulieren Sie, indem Sie sich beide Gehörgänge mit den Fingern verschließen. Gleichzeitig wird das Knochenleitungshörgerät auf den Knochen hinter Ihrem Ohr gedrückt. Das erfordert ein wenig Übung, weil die Handhabung nicht ganz einfach ist. Wenn Sie wiederum einige Testwörter sprechen, sollte sich die Sprache, wie gewohnt, deutlich anhören. Für einige Knochenleitungshörgeräte* gibt es einen Teststab, auf den das Gerät aufgesteckt und dann auf den eigenen Kopf gedrückt wird.

Funktionskontrolle bei einem CI ▸ Leuchtdioden am Sprachprozessor, die Bedienhilfe und die App geben Informationen über die Funktion eines CIs. Bei einigen Herstellern kann zusätzlich mit einem speziellen Kontrollkopfhörer überprüft werden, ob der Sprachprozessor akustische Signale empfängt, d.h. es werden die Mikrofone getestet. Dazu muss das Batterie- oder Akkumodul abgenommen und der Adapter für den Kontrollkopfhörer angeschlossen werden. Anschließend wird die Stromquelle wieder in Betrieb genommen und der Kopfhörer kann für die Überprüfung mit Testwörtern benutzt werden.

Ein häufiger Defekt ist ein Bruch des Spulenkabels. Bei lebhaften Kindern löst sich die Sendespule häufig vom Kopf und muss wieder angelegt werden. Dadurch ist die mechanische Belastung am Kabel groß. Dieses kann jedoch einfach selbst ausgetauscht werden. Außerdem muss regelmäßig – empfohlen wird alle drei Monate – die Mikrofonabdeckung des Prozessors ersetzt werden, da diese durch Staub, Sand und Schweiß undurchlässiger wird. Diese Abdeckungen erhalten Sie mit kurzer Bedienungsanleitung, wie auch die Spulenkabel, über den Kundenservice des CI-Herstellers.

Spulenkabel müssen oft ersetzt werden.

Sollten sich Hörgerät oder Sprachprozessor nicht mehr so anhören, wie Sie es kennen, kontaktieren Sie Ihren Pädakustiker* oder den CI-Kundenservice. Kleinere Reparaturen kann Ihr Akustiker vor Ort durchführen. Sollte es ein größeres Problem geben, werden die Geräte zur Werkstatt des Herstellers geschickt, insbesondere innerhalb der Garantiezeit.

Nach einer Reparatur die Programmierung prüfen

- Wenn der Akustiker das Hörgerät Ihres Kindes zur Reparatur in die Werkstatt des Herstellers einschicken muss, sollte Ihr Kind für diese Zeit ein passendes Leihgerät bekommen.
- Fragen Sie beim Abholen des eigenen Gerätes immer nach, ob die individuelle Einstellung wieder aktiviert wurde. Bei manchen Reparaturen wird das Hörgerät in der Werkseinstellung zu Ihrem Akustiker zurückgeschickt.

Die Hörtechnik sollte am besten täglich kontrolliert werden, mindestens jedoch einmal pro Woche. Eine zeitnahe Kontrolle ist nötig, wenn die Geräte vom Kind, z.B. im Wutanfall einer 2-Jährigen, heruntergeworfen oder wenn sie nass werden.

Auch bei Akzeptanzproblemen muss zunächst die Funktionsweise der Hörtechnik kontrolliert werden: Ein Defekt kann die Ursache für die Ablehnung sein. Vielleicht ist Ihr Kind nur so in der Lage, auf das Problem aufmerksam zu machen.

Ein Stetoclip*, Teststab oder Kontrollkopfhörer bietet auch die Möglichkeit, dass z.B. Geschwisterkinder, Großeltern oder Kita-Pädagogen in die Hörtechnik des Kindes „hineinhören" können. Dies klingt aber, je nach Einstellung der Geräte, eher abschreckend, da z.B. die hohen Töne sehr stark und die tiefen nur wenig verstärkt werden, wenn das Kind eine Hochtonschwerhörigkeit hat. Außerdem ist es für das Kind belastend, eine negative Reaktion auf seine Hörgeräte zu erleben, auch wenn sie nur an der Mimik zu erkennen ist. Daher muss gut überlegt werden, ob, für welche Bezugspersonen und in welcher Situation dies überhaupt Sinn macht.

Abhören von Hörgeräten zu Demozwecken

Das Abhören von Hörgeräten, um einen Eindruck davon zu bekommen, wie ein Kind mit Hörgeräten seine Umgebung akustisch erlebt, macht keinen Sinn. Menschen mit normalem Gehör können daraus nicht schließen, wie das Kind mit Hörbeeinträchtigung hört!

Betrachten Sie bei der Kontrolle auch die Haut des Kindes: Es können sich eventuell Druckstellen durch die Hörtechnik oder die Ohrpassstücke bilden, wodurch es zu Rötungen im Gehörgang oder an der Ohrmuschel kommen kann. Besonders bei CI-Trägern ist die Haut um den Spulenmagneten bzw. um den Single-Unit-Prozessor sensibel. Bei einem konventionellen Knochenleitungshörgerät* herrscht immer ein gewisser Druck auf den Knochen und die Haut hinter dem Ohr, was diesen Bereich anfällig macht für Hautveränderungen. Bei einem Gerät mit Knochenverankerung ist der Bereich um die Schraube hinter dem Ohr empfindlich. Wenn Druckstellen und andere Hautirritationen frühzeitig entdeckt werden, kann schnell eine Lösung gefunden werden.

Was Eltern mit Schwerhörigkeit hilft.

Für Eltern von Kindern, die eine Hörbeeinträchtigung haben und selbst schwerhörig sind, sind die optischen Kontrollfunktionen durch die LED-Anzeigen sehr hilfreich, die an den Geräten aktiviert werden können. Ebenso profitieren sie von der Anzeige auf der Bedienhilfe eines Sprachprozessors. Über die meisten Hersteller von Cochlea-Implantaten* und Hörgeräten kann man Apps auf das Smartphone herunterladen. Mithilfe dieser Apps können viele Einstellmöglichkeiten aktiviert, aber auch technische Fehler oder der Ladezustand von Akkus und Batterien identifiziert werden.

Batterien und Akkus

Heutzutage gibt es in unseren Breiten für Hörgeräte nur noch umweltfreundliche, quecksilberfreie Zink-Luft-Batterien. Diese Batterien werden mit dem Sauerstoff aus der Luft betrieben, daher haben sie auf der Plus-Seite kleine Luftlöcher. Um die Batterie zu versiegeln, befindet sich ein Aufkleber auf diesen Löchern. Dieser darf erst entfernt werden, wenn eine neue Stromquelle gebraucht wird. Ist der Aufkleber abgezogen, so ist die Batterie aktiviert und entleert sich, auch ohne Nutzung im Hörgerät. Die Plusseite mit den Luftlöchern erneut mit dem Aufkleber zu versehen, verlängert die Lebensdauer nicht.

Tipp

→ *Wenn Sie den Aufkleber entfernt haben, dauert es ca. 10 Sekunden, bis die Zink-Luft-Batterie aktiviert ist und das Hörsystem wieder arbeitet. Achten Sie darauf, dass keine Klebereste auf der Batterie verbleiben und die kleinen Luftlöcher verschließen.*

Die Lebensdauer einer Batterie hängt von vielen Faktoren ab:

- Verstärkungsleistung des Hörgerätes
- Gleichzeitige Nutzung einer Übertragungsanlage oder Fernbedienung
- Hautwiderstand bei CI
- Tragedauer pro Tag
- Art der Hörtechnik
- Batteriegröße / Kapazität
- Qualität der Batterie selbst

Der Hörgeräteakustiker kann, bezogen auf eine konkrete Hörgeräteversorgung sagen, wie lange die Batterien halten werden, da dies in der Regel in der Programmierungssoftware zu sehen ist. Knochenleitungshörgeräte* haben meist einen deutlich höheren Stromverbrauch als HdO-Geräte*.

Hörgerätebatterien sind so aufgebaut, dass sie lange Zeit die gleiche Spannung haben und dann zum Ende sehr schnell an Kapazität verlieren. Das hat den großen Vorteil, dass die Lautstärke am Gerät sehr konstant ist und nicht langsam leiser wird. Wenn die Batterie schwach wird, schaltet sich das Hörgerät schnell aus.

Mit einem Batterietester kann die Spannung getestet werden. Dies ist allerdings immer nur eine Momentaufnahme: Je nachdem an welchem Punkt der Entladekurve gerade gemessen wird, kann die Batterie, trotz aktuell positiver Anzeige, innerhalb kurzer Zeit leer sein.

Batterien bei Raumtemperatur lagern.

Batterien werden am besten bei Raumtemperatur gelagert, d. h. zwischen 10 °C und 30 °C. Sie dürfen nicht im Kühlschrank aufbewahrt werden oder in der Sonne bzw. im heißen Auto liegen. Wenn das Hörsystem längere Zeit nicht benutzt wird, wird die Energiequelle entfernt: Eine entladene Batterie kann auslaufen und die Technik beschädigen. Wenn einzelne Batterien lose im Portemonnaie oder in der Handtasche transportiert werden, können sie sich im Kontakt mit Münzgeld oder einem Schlüssel durch einen „Kurzschluss" entladen. Es hat sich bewährt, die Reservebatterien in der Originalverpackung zu belassen.

Obwohl Zink-Luft-Batterien umweltfreundlicher sind, sollten sie nicht im normalen Hausmüll entsorgt werden. Hörgeräteakustiker sammeln gebrauchte Batterien oder auch jede andere Stelle, die Batterien verkauft.

Auf den Verpackungen der Batterien steht ein Haltbarkeitsdatum, in der Regel sind dies ca. zwei Jahre, wenn sie richtig gelagert werden. Nach dem aufgedruckten Datum ist die Kapazität der Batterie meistens sehr viel niedriger oder sie kann gar nicht mehr benutzt werden.

Farbcode von Batterien

Die gängigen Batteriegrößen für Hörsysteme haben eine farbliche Unterscheidung. Wenn Sie die Farbe wissen, kann Ihnen der Akustiker die passende Batteriegröße mitgeben:

- Batteriegröße 675: blau
- Batteriegröße 13: orange
- Batteriegröße 312: braun
- Batteriegröße 10: gelb

Die Batteriekammer der Hörsysteme muss bis zum Alter von drei Jahren gesichert sein, so dass Kleinkinder die Batterien nicht selbstständig herausnehmen und verschlucken können. Viele Kinder sind sehr interessiert an der Hörgerätetechnik und wollen gerne beim Batteriewechsel helfen. Dies sollte jedoch vor dem Schulalter nur im Beisein eines Erwachsenen erfolgen. Sollte es trotz aller Vorsicht dazu kommen, dass eine Batterie verschluckt wurde, so ist dies immer ein Notfall und Sie sollten sofort einen Arzt kontaktieren. Beruhigend ist jedoch, dass die Batterie meistens ohne Beschwerden auf natürlichem Weg wieder ausgeschieden wird. Batterien dürfen außerdem nie unbeaufsichtigt zugänglich sein, weil Kleinkinder kleine Gegenstände beim Erkunden in Nase oder Ohren stecken können.

Im Trubel des Alltags ist es oft schwer im Blick zu behalten, wann die Batterien gewechselt wurden. Es hat sich bei Kindern, die noch nicht sagen können, dass die Batterie leer ist, bewährt, dafür einen festen Tag in der Woche festzulegen. So wird es zu einem vertrauten Ritual.

Tipp

→ *Für den Batteriewechsel hat sich dieser Tipp einer Mutter als sehr nützlich erwiesen: Den Batterieaufkleber einfach am Tag des Wechsels in den Familienwandkalender kleben. So sehen alle auf einen Blick, wann wieder neue Batterien eingesetzt werden müssen.*

Wenn auf beiden Ohren Hörtechnik getragen wird, erfolgt bei Kleinkindern der Wechsel immer gleichzeitig für beide Batterien, um den Überblick zu behalten. Sind die Kinder im Schulalter, können sie selbstständig und spontan einen Batteriewechsel durchführen. Manchen Kindern ist die Situation jedoch unangenehm, wenn dies z.B. mitten im Schulunterricht passiert: Dann empfiehlt sich der vorausschauende wöchentliche Wechsel zu Hause.

Die Hörgeräte sind bei Kindern ab etwa drei Jahren meist so programmiert, dass sie ein Warnsignal abgeben, wenn die Batteriekapazität abnimmt. Dies erklärt und demonstriert der Pädakustiker* dem Kind, damit es die Signale einordnen und entsprechend reagieren kann. Oft gibt es eine Vorwarnung, so dass danach noch ein bis zwei Stunden Zeit bleiben für den Wechsel. So kann das z. B. in der nächsten großen Pause erledigt werden. Ist dieser Zeitpunkt überschritten, erhält das Kind eine erneute Warnung: Dann sollte ein Batteriewechsel unverzüglich passieren.

Immer mehr Hörgerätehersteller bieten alternative Energieversorgungen über Lithium-Ionen-Akkus. Diese Akkus sind fest mit dem Gehäuse verbunden und werden in einem speziellen Ladegerät aufgeladen. Mittlerweile gibt es diese Ladegeräte auch mit USB-Anschluß, so dass das Aufladen einfach möglich ist, z. B. auch über eine Powerbank. Diese fest verbauten Akkus haben eine Lebensdauer von bis zu fünf Jahren, ähnlich der durchschnittlichen Nutzungsdauer von Hörgeräten für Kinder.

Der Akku-Betrieb hat viele Vorteile.

Für Knochenleitungshörgeräte* gibt es bisher nur bei wenigen Geräten eine Möglichkeit der Akku-Versorgung.

Mit der neuen Generation der Akkus für HdO-Geräte* kann nach einer kompletten Ladung zwei Tage gehört werden, selbst bei Verwendung von Zusatztechniken. Die Aufladung dauert einige Stunden, deshalb bietet sich die Schlafenszeit dafür an. Wenn das Aufladen mal vergessen wurde, kann die Schnellladefunktion benutzt werden: Nach ca. 30 Minuten Ladezeit schafft das Hörgerät eine Laufzeit von ca. sechs Stunden.

Trägt Ihr Kind ein CI, können Sie ebenfalls zwischen Batterien oder Akkus wählen. Beim Schwimmen oder Baden mit einer Wasserschutzhülle funktioniert der Sprachprozessor jedoch, wie schon erwähnt, ausschließlich mit einem Akku, da die Schutzhülle das System komplett verschließt und so kein Sauerstoff an eine Zink-Luft-Batterie gelangen könnte.

Stromversorgung beim CI

Die Erstausstattung für CI-Träger enthält abhängig vom Hersteller entweder ein Batteriefach oder ein Akkumodul. Kleine Akkus halten bis zu 10 Stunden, große bis zu 30 Stunden. Mit Batterien arbeitet ein CI ohne Fernbedienung oder andere Zusatzgeräte etwa drei Tage. Vorsicht: Die gesetzlichen Krankenkassen zahlen in der Regel nur eine Form der Stromversorgung und erstatten bei Akkubetrieb dann keine Batteriekosten mehr.

Reinigung und Aufbewahrung

Aus hygienischen und technischen Gründen ist eine regelmäßige Reinigung der Hörsysteme unbedingt notwendig. Es sollte täglich überprüft werden, ob sich Ohrenschmalz an den Ohrpassstücken oder im Schallschlauch* befindet und ob das Gehäuse von Hörgerät oder Sprachprozessor verschmutzt oder feucht geworden ist.

Für die Reinigung der Ohrpassstücke wird der Schallschlauch* von der Hörtechnik abgezogen. Eine Seitenmarkierung der jeweiligen Teile ist für das spätere Zusammensetzen wichtig. Es gibt spezielle Reinigungstabletten, die in Wasser aufgelöst werden. In dieser Reinigungsflüssigkeit verbleibt das Ohrpassstück einige Stunden, um das Ohrenschmalz aufzulösen und das Kunststoffmaterial zu desinfizieren. Gibt es hartnäckige Verschmutzungen, können eine weiche Zahnbürste und ein wenig Seifenlauge hilfreich sein. Bei Ihrem Akustiker gibt es außerdem Handwerkszeug für die Reinigung: Kleine Metallschlaufen, um Ohrenschmalz aus dem Schallschlauch* zu holen, oder spezielle Reinigungsfäden, um vor allem Zusatzbohrungen am Ohrpassstück frei zu bekommen.

Multifunktionswerkzeuge erleichtern das Reinigen.

Es gibt auch Multifunktionswerkzeuge mit mehreren Komponenten: Magnet zur einfachen Entfernung der Batterie, Metallschlaufe und Pinsel zum Säubern von Ohrenschmalz.

Vor dem erneuten Einsetzen der Hörtechnik sollte das Ohrpassstück noch einmal unter fließendem Wasser abgespült und vor allem gut getrocknet werden. Diese Trocknung mit einem sogenannten Puster (Gummiblasebalg) ist wichtig für den Schallschlauch* und für eine eventuelle Zusatzbohrung. Nur so kann die Schallübertragung mit dem Hörsystem ohne Wassertröpfchen reibungslos funktionieren.

Für eine schnelle und gründliche Reinigung ist ein Ultraschallbad ideal.

Tipp

→ *Wenn die Ohrpassstücke aufgrund des Größenwachstums erneuert werden müssen, sollten die zuvor benutzten nicht sofort entsorgt werden. Auch wenn diese nicht mehr optimal passen, so sind sie doch für den Notfall am Wochenende, z.B. bei einem gebrochenen Schallschlauch, eine vorübergehende Lösung.*

Tragen ältere Schulkinder RIC-Geräte*, erfolgt die Reinigung anders, weil u.a. sogenannte Cerumen*filter am Ohrpassstück ausgetauscht werden müssen. Der Hörgeräteakustiker wird den Unterschied zum herkömmlichen HdO-Gerät* ausführlich erklären, da es keinen Schallschlauch* gibt und der Lautsprecher des Gerätes im Gehörgang getragen wird. Einfach durchzuführen ist für diese Geräte eine oberflächliche tägliche Reinigung mit einem Desinfektionstuch.

Tipp

→ *Eltern fragen häufig, ob es möglich ist, alternative Reinigungsmittel zu verwenden, weil sie meistens sehr viel preiswerter sind. Dies können Geschirrspülmittel, Kindershampoos oder Sprudeltabletten für die Reinigung von Zahnprothesen sein. Es ist jedoch zu beachten, dass diese Mittel zwar u.a. fettlösend sind und augenscheinlich das Ohrpassstück gut gereinigt haben, eine Desinfektion der Passstücke dabei jedoch nicht erfolgt.*

Wie oft die Reinigung der Ohrpassstücke notwendig ist, hängt von den individuellen Gegebenheiten ab: Treten z.B. Hautirritationen auf oder wird vom Ohr viel Ohrenschmalz produziert? Vieles spricht für eine tägliche Reinigung wie bei einer Brille, um am Morgen einfach saubere Ohrpassstücke ins Ohr einzubringen. Die minimale Reinigungsfrequenz wäre einmal pro Woche.

Trocknung ist mindestens so wichtig wie Reinigung.

Wie schon mehrfach erwähnt, ist die Trocknung der technischen Komponenten sehr wichtig und sollte täglich erfolgen. Dies geschieht entweder mit Trockenkapseln in einem Becher oder in einer beheizten Trockenbox. Die Trockenkapseln enthalten ein Mittel zum Binden von Feuchtigkeit und werden zusammen mit dem Hörsystem über Nacht in eine verschließbare Dose gelegt. Die elektrische Trockenbox erzeugt Wärme (ca. 40–50 °C) und trocknet so die Hörsysteme. Meistens schaltet sich die Trockenbox nach einer bestimmten Zeit automatisch wieder aus. Es gibt beheizte Boxen auch mit einer UV-Licht-Lampe. Dieses UV-Licht beseitigt Bakterien und Keime, die sich auf der Oberfläche gebildet haben.

Öffnen Sie immer die Batteriekammern, egal welches Trocknungssystem zum Einsatz kommt. Für Hörgeräte mit fest verbauten Akkus gibt es von einigen Herstellern bereits Ladegeräte mit Trocknungsfunktion. Wenn das Akku-Ladegerät keine Trocknungsfunktion hat, sollte die benutzte Trockenbox nicht mehr Wärme als 40 °C abgeben, ansonsten würde sich die Lebensdauer des Akkus reduzieren. Zur Sicherheit ist hier der Einsatz von Trockenkapseln besser.

Badezimmer oder Küche sind für die Aufbewahrung der Hörtechnik wegen der feuchteren Luft nicht geeignet, daher besser einen festen Ort im Wohn- oder Arbeitszimmer auswählen.

Hörgeräte-Führerschein

In einigen Einrichtungen für Kinder mit Hörbeeinträchtigung wird bereits im Kindergartenalter ein „Hörgeräte-Führerschein" abgelegt. Dabei werden die Reinigung, die Seitenmarkierung und je nach Alter das Einsetzen der Geräte eingeübt – eine hohe Motivation für Kinder, die notwendigen Handgriffe zu lernen und dadurch selbstbewusster mit ihrer Hörtechnik umzugehen. Dies wäre auch für Kinder in der Inklusion wünschenswert.

Ausblick in die Zukunft

Hörsysteme sind mittlerweile nicht mehr nur schallverstärkende Technik am Ohr, sondern komplexe Minicomputer. Künstliche Intelligenz ermöglicht eine Auswertung von Daten: Hörsysteme erkennen die Hörumgebung und geben einen Vorschlag für die optimale Einstellung.

Vom Verstärker zum Lifestyle-Produkt.

Zukünftig wird es möglich sein, dass Hörgeräte per Bluetooth*-Technik akustische Signale von anderen Geräten erhalten, z.B. Durchsagen auf dem Bahnsteig, Dialoge eines Kinofilms, über Smart-Home-Anwendungen die Übertragung der Türklingel, Statusmeldungen von Waschmaschine oder Kühlschrank oder Nachrichten aus dem Smart Speaker. Es ist sogar schon möglich, Fremdsprachen durch eine Spracherkennungssoftware im Hörgerät simultan zu übersetzen oder sportliche Aktivitäten wie bei einem Fitness-Tracker zu erkennen und auszuwerten. Diese und ähnliche Entwicklungen werden weiter voranschreiten.

Ein anderes Zukunftsthema ist die „Fernwartung*" (remote support) des Hörsystems. Mit einer App des Herstellers wird der

Akustiker für Beratungen und Umprogrammierung der Hörsysteme quasi nach Hause geholt. Aus der Ferne lassen sich damit die Einstellungen der Hörsysteme direkt prüfen, während mit dem Akustiker per Video oder Textnachricht kommuniziert wird. Die Fernwartung* von Hörgeräten und CI wird für reine Funktionskontrollen auch im Kinderbereich verstärkt eingesetzt werden.

Onlinetermine mit dem Pädakustiker vereinbaren.

Die Akku-Technologie wird sich sicher weiter durchsetzen. Mit der Verbesserung der Betriebs- und Lebensdauer wird sie deutlich an Attraktivität gewinnen.

Im Bereich der Cochlea-Implantate* gilt das „optische CI" als eine der Zukunftsperspektiven: Im Gegensatz zum gängigen elektrischen CI wird beim optischen CI der Hörnerv nicht über Strom, sondern über Licht gereizt. Dadurch können in der Hörschnecke deutlich mehr Stellen stimuliert werden als über Strom und somit eine vielfach verbesserte Frequenz*wahrnehmung erreicht werden. Man verspricht sich davon einen sehr viel besseren Höreindruck, vor allem von Musik. Diese Technologie befindet sich noch im Forschungsstadium, wie auch z.B. die Entwicklung voll implantierbarer Systeme. Angesichts der enormen CI-Entwicklung in den letzten beiden Jahrzehnten dürfen jedoch auch für die nächsten 10 bis 15 Jahre grundsätzliche Neuerungen erwartet werden.

Welche Forschungsthemen zum CI gibt es?

Hörsysteme werden in Zukunft über viele Möglichkeiten verfügen: Musikhören, Sprachverstärkung, Dämpfung von Umgebungslärm, Simultanübersetzung, „handsfree" Telefonie. Damit wird die Attraktivität von Hörgeräten und CI weiter steigen. Kommunikation ist dann kabellos und zeitgemäß.

Die Entwicklung vom negativ besetzten Hörverstärker zum modernen Lifestyle-Produkt schreitet also deutlich voran. Auch gut hörende Menschen können von diesen Fortschritten profitieren wie etwa mit der heute schon erhältlichen Geräuschunterdrückung in einigen Kopfhörern (noise cancelling), um im Flugzeug oder Zug entspannt Musik zu hören oder ein Buch zu lesen.

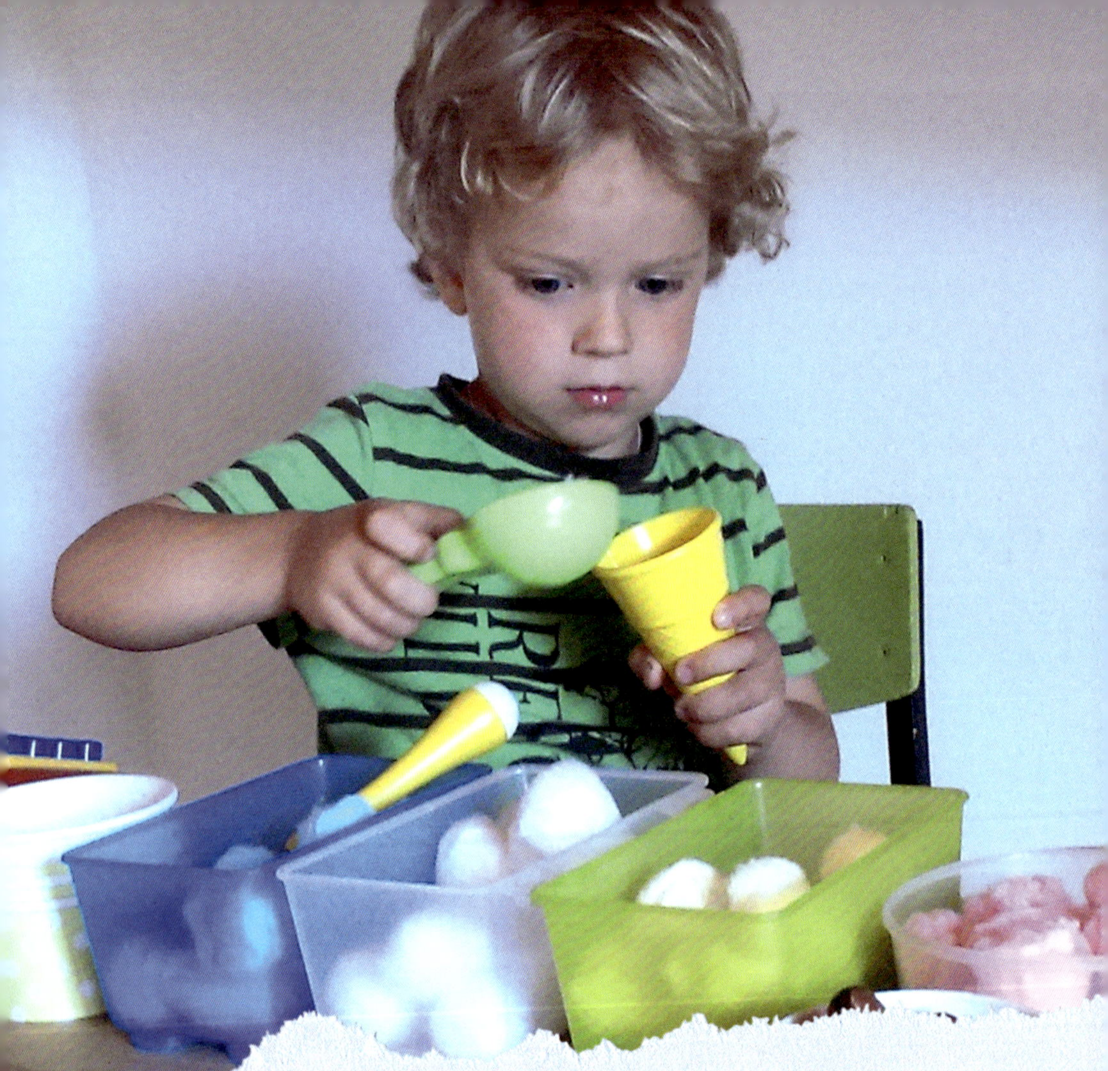

5 Serviceteil

Fachbegriffe leicht erklärt

Hilfreiche Links

Adressen und Austauschforen

Literatur

Fachbegriffe leicht erklärt

Adenotomie (AT): operative Entfernung der Adenoide (= Rachenmandeln, Polypen)

Atresie: angeborener Verschluss z.B. der äußeren Gehörgänge

Audiogramm: Formular, in das die Messwerte der Ton- und Sprachaudiometrie* eingetragen werden

Audiometrie: Bei der Audiometrie wird das Hörvermögen gemessen. In der subjektiven Audiometrie werden Prüfverfahren verwendet, bei denen die Testperson angeben muss, wann sie einen Ton oder Sprache subjektiv wahrgenommen hat. Zu der objektiven Audiometrie gehören Prüfverfahren, bei denen Geräte die Beurteilung des Hörvermögens übernehmen. Teilweise bedürfen aber auch diese Ergebnisse einer subjektiven Auswertung durch Fachleute, wie etwa die Kurven einer BERA-Messung*, oder die ermittelten Werte werden automatisch über die Gerätesoftware ausgewertet.

Audioschuh: Aufsatz am unteren Teil des Hörgerätes zur Verbindung mit einer DAÜ*. Dazu wird der Empfänger der DAÜ* auf den Audioschuh gesteckt

Auditive Verarbeitungs- und Wahrnehmungsstörung (AVWS): Das Hörvermögen ist im Normbereich. Die Hörverarbeitung ist dagegen auffällig: Sprachverständnis in lauter Umgebung, Richtungshören, Hörgedächtnis oder Unterscheiden ähnlich klingender Geräusche oder Wörter.

Auditorische Neuropathie: Mittel- und Innenohr sind intakt, die Weiterleitung der akustischen Informationen über den Hörnerv und die zentrale Hörbahn sind beeinträchtigt. Da die Hörtests oft unterschiedliche bzw. schwankende Ergebnisse aufweisen, erfordert die Versorgung mit Hörtechnik viel Erfahrung und Zeit.

Aufblähkurve: Messkurve im Audiogramm*, welche die Hörreaktionen mit Hörgeräten oder CI* wiedergibt

BERA (**B**rainstem **E**voked **R**esponse **A**udiometry*): Es handelt sich um eine objektive Hörprüfung im Schlaf, in Sedierung oder in Narkose, bei der über Elektroden am Kopf des Kindes die Hirnströme gemessen werden, während über Kopfhörer Töne gegeben werden.

bilateral / binaural: beidseitig / auf beiden Ohren

bimodale Versorgung: Versorgung mit Hörgerät und CI, wenn der Hörverlust auf beiden Ohren unterschiedlich ist

Bluetooth-Technologie: Übertragungstechnik ohne direkte Verbindung (kabellos)

Cerumen: Ohrenschmalz

CI-Zentrum: Dort finden die Beratung vor der Operation (Cochlea-Implantat*) und die CI-Reha statt. Die CIs werden regelmäßig überprüft und in der Einstellung optimiert. Die Kinder erhalten hier Förderung und die Eltern Beratung. CI-Zentren kooperieren in Deutschland immer eng mit der operierenden Klinik.

CIC-Gerät (Complete In Canal): sehr kleines Hörgerät, das unsichtbar, tief im Gehörgang getragen wird, s.a. IdO-Gerät*

Cochlea: (griechisches Wort für „Schnecke“) So bezeichnet man das Innenohr, das wie ein Schneckenhaus geformt ist. Bei Geburt hat die Cochlea ihre endgültige Größe.

Cochlea-Implantat (CI): Es ist eine elektronische Hörhilfe, die im Gegensatz zum Hörgerät den Schall nicht verstärkt, sondern den Hörnerv künstlich reizt. Zum CI gehören die implantierten Teile, der Elektrodenträger im Innenohr und der Empfänger unter der Haut, sowie die äußeren Teile, die Sendespule und der Sprachprozessor mit Mikrofon, Akku- oder Batterieteil.

Concha-Gerät: Hörgerät, das die Ohrmuschel mit allen Bauteilen komplett ausfüllt, s.a. IdO-Gerät*.

CROS-Versorgung (Contralateral Routing of Signals): Diese Hörgeräteversorgung wird angewandt, wenn der Hörverlust auf beiden Ohren sehr unterschiedlich ist: ein taubes und ein gut hörendes oder ein taubes und ein schwerhöriges Ohr. Der Schall wird auf der schlechteren Seite über ein Mikrofon aufgenommen und per Kabel oder Funk auf die bessere Seite übergeleitet. Ist das bessere Ohr ebenfalls schwerhörig und benötigt ein Hörgerät, wird dieses Gerät mit einem zusätzlichen Mikrofon auf der tauben Seite verbunden. Dies bezeichnet man dann als „Bi-CROS-Technik“. CROS-Versorgungen gibt es auch mit Knochenleitungshörgeräten*: Vom tauben Ohr wird über Knochenleitung der Schall auf das gut hörende Innenohr geleitet.

DAÜ (**D**rahtlose **A**kustische **Ü**bertragungsanlage): Die DAÜ wurde früher, entsprechend einer anderen Übertragungstechnik, „FM-Anlage*“ genannt. Das Kind trägt Empfänger, die mit Hörgeräten oder CIs* verbunden sind. Der Gesprächspartner trägt einen Sender mit Mikrofon. Die DAÜ überbrückt Entfernungen und sorgt dafür, dass die Stimme des Sprechers auch bei Störlärm deutlich wahrgenommen wird.

dB (Dezibel): Einheit für die Lautstärke, z.B. in der Audiometrie*

Dysplasie: angeborene Fehlbildung, wie z.B. eine Ohrmuscheldysplasie

EAS (**E**lektro-**A**kustische-**S**timulation): Bei dieser speziellen Form der CI*-Versorgung für Schwerhörige, die noch ein gutes und stabiles Hörvermögen im Tieftonbereich haben, werden die tiefen Töne akustisch übertragen, die hohen Töne, durch die direkte Reizung des Hörnervs, elektrisch. Da es eine Kombination aus einem herkömmlichen Hörgerät und einem CI ist, wird es auch „Hybrid-Gerät*“ genannt.

EEG (Elektroenzephalographie): Untersuchungsmethode, um Aktivitäten des Gehirns zu messen

Eustachische Röhre: Diese Verbindung zwischen Mittelohr und Nasen-Rachenraum (auch „Tube“ genannt) reguliert durch Öffnen und Schließen beim Schlucken den Luftdruckausgleich im Mittelohr. Bei Problemen spricht man von „Tubenfunktionsstörung“ oder „Belüftungsproblemen im Mittelohr“.

Fernwartung (remote support): Mit einer App des Herstellers von Hörgeräten oder CIs lassen sich damit Hörsystemeinstellungen direkt von zu Hause aus prüfen, während mit dem Akustiker per Video oder Textnachricht kommuniziert wird.

FM-Anlage (**F**requenz*-**M**odulations-Anlage): s. DAÜ*.

Freifeldaudiometrie: Hörprüfung über Lautsprecher (im Gegensatz zur Messung über Kopfhörer)

Frequenz: Bezeichnung für die Tonhöhe, z.B. in der Audiometrie*

Fühlwerte: Töne, die in der Audiometrie* nicht gehört, sondern nur über Vibrationen gefühlt werden, vor allem tiefe Töne, die mit hoher Lautstärke angeboten werden

Haarzellen: Sinneszellen im Innenohr, die Bewegungsreize in Nervenimpulse umwandeln

HdO-Gerät: **H**inter-**d**em-**O**hr-Gerät: Die häufigste Form eines Hörgerätes. Es wird hinter dem Ohr getragen.

Hertz (Hz): Maßeinheit für die Frequenz (Tonhöhe)

Hörer: Lautsprecher im Hörgerät

Hörschwelle: Sie bezeichnet die Werte im Audiogramm*, bei denen ein Ton gerade eben wahrgenommen wird, die Testperson also ohne technische Hörhilfen zu hören beginnt.

Hybrid-Gerät: s. EAS*

IdO-Gerät (**I**n-**d**em-**O**hr-Gerät): Bei diesem Hörgerät wird die gesamte Hörtechnik im Ohr getragen, entweder in der Ohrmuschel oder im Gehörgang. Es gibt vier Varianten: ITE = In the Ear (Concha-Gerät*), ITC = In the Canal (Gehörgangsgerät), CIC* = Completely in Canal, IIC = Invisible in Canal

In-situ-Messung: Messung der Übertragung eines Hörgerätes mit einem Sondenschlauch direkt in Trageposition, also im Gehörgang vor dem Trommelfell

Knochenleitungshörgerät: Der verstärkte Schall wird in Vibrationen umgewandelt und auf den Schädelknochen übertragen, der die Schwingungen zum Innenohr weiterleitet. Bei Säuglingen und Kleinkindern sind diese Hörgeräte meist in ein Stirnband eingearbeitet.

Knochenleitungsmessung: Die Messtöne werden über einen Knochenleitungshörer gegeben, der hinter dem Ohr auf dem Knochen angelegt wird. Damit wird direkt die Innenohrleistung gemessen, ohne Beteiligung des Mittelohres.

Luftleitungsmessung: Die Messtöne werden über Kopfhörer (=Luftleitungshörer) gegeben und über die Luft, das Trommelfell und die Gehörknöchelchenkette im Mittelohr an das Innenohr weitergeleitet.

Messbox: Gerät des Hörgeräteakustikers zur Einstellung und Überprüfung der Hörtechnik

Mittelohrimplantate: Es wird unterschieden zwischen passiven Mittelohrimplantaten, wie z. B. künstlichen Gehörknöchelchen, die in einer gehörverbessernden Operation eingesetzt werden, und aktiven Mittelohrimplantaten. Diese aktiven sind implantierbare Hörverstärker, die Schall in Schwingungen umwandeln und damit die Strukturen im Mittelohr anregen.

OAE-Messung (**O**to-**A**kustische-**E**mission): Es wird der Effekt gemessen, dass das Innenohr bei Reizung nicht nur Schall aufnimmt, sondern auch produziert, ähnlich einem Echo. Dies kann über ein hochempfindliches Mikrofon nachgewiesen werden. Wenn die OAE-Messung auffällig ist, müssen genauere Messverfahren durchgeführt werden (in der Regel auch eine BERA*), da es sich nur um eine Screening*-Methode handelt.

Otoplastik: Ohrpassstück, die Verbindung zwischen Hörgerät und Ohr, das durch einen Abdruck individuell angefertigt wird

Pädakustik: Fachgebiet der Hörgeräteakustik für die Versorgung von Kindern und Jugendlichen mit Hörtechnik

Pädaudiologie: ärztliches Fachgebiet für kindliche Hör- und Sprachentwicklungsprobleme

Paukenerguss: Im Mittelohr sammelt sich eine Flüssigkeit, die wässrig bis leimartig sein kann. Bei chronischen Paukenergüssen können u. a. Paukenröhrchen* helfen.

Paukenröhrchen: Es handelt sich um Kunststoff- oder Metallröhrchen, die operativ in das Trommelfell eingelegt werden, um die Belüftung des Mittelohrs zu verbessern. Dies ist notwendig, wenn die Belüftung über die Eustachische Röhre* (Tube) nicht ausreichend funktioniert.

Phoniatrie: medizinisches Fachgebiet bei Störungen der Sprache, des Sprechens, der Stimme und bei Schluckstörungen

RECD-Messung (**R**eal **E**ar to **C**oupler **D**ifference): Bei diesem Messverfahren zur Hörgeräteanpassung wird über einen Sondenschlauch das Volumen des Gehörganges gemessen, wenn das Ohrpassstück im Ohr sitzt. Mit den ermittelten, individuell sehr unterschiedlichen Werten kann die Hörgeräteeinstellung optimiert werden.

RIC-Gerät (**R**eceiver **I**n **C**anal): sehr kleines HdO-Gerät* mit dem Hörer* (Lautsprecher) im Gehörgang, nicht im Gehäuse hinter dem Ohr

Schallschlauch: dünner Kunststoffschlauch, der das Hörgerät mit der Otoplastik* verbindet

Schallleitungsschwerhörigkeit: Hörstörung mit Ursache im äußeren oder im Mittelohr

Schallempfindungsschwerhörigkeit: Hier liegt die Ursache der Hörstörung im Innenohr. Sie wird auch „sensorineurale Schwerhörigkeit" oder „Innenohrschwerhörigkeit" genannt.

Schirmchen: Dies sind kleine „Kegel" aus weichem Kunststoff, die anstelle eines individuell gefertigten Ohrpassstückes auf das Ende eines Dünnschlauches bzw. eines Ex-Hörers gesteckt werden. Es gibt sie in mehreren Standardgrößen. Das Schirmchen wird vom Hörgeräteträger im äußeren Gehörgang getragen.

Screening-Untersuchung: Ein Screeningverfahren liefert das Ergebnis „auffällig" oder „unauffällig". Bei auffälligen Werten müssen genauere, sogenannte Bestimmungsuntersuchungen folgen.

Spielaudiometrie: Durch eine Spielhandlung zeigt das Kind, ob es über Lautsprecher oder Kopfhörer einen Messton gehört hat. Dazu steckt es z.B. eine bunte Holzscheibe auf einen Stab.

Sprachaudiometrie: Über das Audiometer* werden Wörter, die entweder nachgesprochen oder auf Bildtafeln gezeigt werden, oder Sätze zum Nachsprechen vorgespielt.

Stapediusreflex: ein Muskelreflex im Mittelohr, der bei lauten Tönen die Gehörknöchelchenkette versteift und damit die Weiterleitung zum Innenohr abschwächt, um es zu schützen

Stetoclip (Stethoclip): Hilfsmittel für die tägliche Kontrolle der HdO-Geräte, mit dem diese abgehört werden, damit durch den Erwachsenen grobe Übertragungsfehler oder Wackelkontakte zu Hause erkannt werden können.

T-Spule: Komponente im Hörgerät oder CI zum Empfang induktiver Signale von Höranlagen (Kirche, Vortragsraum) oder beim Telefonieren

Teststab: Hilfsmittel zur Überprüfung eines Knochenleitungshörgerätes z. B. durch die Eltern

Tympanometer: Dieses Gerät misst die Trommelfellbeweglichkeit. Durch die Erzeugung von leichtem Über- und Unterdruck im äußeren Gehörgang wird geprüft, ob das Trommelfell frei schwingen kann. Daraus kann man schließen, ob das Mittelohr gut belüftet ist, d. h. der Luftdruckausgleich über die Eustachische Röhre* funktioniert.

UNHS: **U**niverselles **N**eugeborenen **H**ör**s**creening: In der Geburtsklinik werden einfache Testverfahren im natürlichen Schlaf oder bei ruhigen, wachen Babys durchgeführt. Dabei werden beide Ohren „gescreent", d. h. nach Auffälligkeiten „gefiltert".

Literatur

Batliner, G. (2018): Kinder mit Hörgerät und Cochlea Implantat in der Kita. 3. Auflage. Ernst Reinhardt, München

Hessel, H. (2016): Physiologie der akustischen und elektrischen Stimulation. Cochlea-Implantat-Special Hörakustik 9, 6–10

Hoppe, U. (2019): Eine Frage der Balance. Hörakustik 5, 36–38

Nospes, S., Läßig, A. (2019): Werden taube Kinder manchmal ohne CI hörend? Schnecke 105, 56–57

Spielzeug mit Hörtechnik und Sticker

Puppen und Kuscheltiere mit Hörtechnik:
www.toylikeme.org
www.etsy.com Suchbegriff: „Spielzeug Hörgerät"

Motiv-Klebefolien für Hörgerätegehäuse, Sprachprozessoren, Magnetspulen und Fernbedienungen und weiteres Zubehör für den Alltag mit Hörtechnik:
www.smartear.pl/main-ger.html

Stirnbänder und Schutzhüllen

Neoprenstirnbänder werden unter der Bezeichnung „Ear-Band-it" von verschiedenen Anbietern vertrieben.

Schutzhüllen aus Nylon:
www.gearforears.com

Sicherungsbänder für Hörgeräte und CI:
www.earsuspenders.com

Mützen, Stirnbänder und Aufbewahrungstaschen:
www.bajula.de

App für Kinobesuche

App für Untertitel

www.gretaundstarks.de/starks

Adressen und Austauschforen

Akustikersuche

www.hoerakustiker-suche.de

Bildungseinrichtungen für Kinder mit Hörschädigung in Deutschland, Österreich und der Schweiz

www.budiko.de/liste-bildungseinrichtungen/deutschland

Deutsche Cochlea Implantat Gesellschaft e. V. (DCIG)

E-Mail: info@dcig.de
www.dcig.de

Deutscher Schwerhörigenbund e. V. (DSB)

E-Mail: dsb@schwerhoerigen-netz.de
www.schwerhoerigen-netz.de

pro audito Schweiz

E-Mail: info@pro-audito.ch
www.pro-audito.ch

Österreichische Cochlear-Implant-Gesellschaft

E-Mail: info@oecig.at
www.oecig.at

Im Ernst Reinhardt Verlag ebenfalls erschienen:
Batliner, G.: Kinder mit Hörgerät und Cochlea Implantat in der Kita. Ein Ratgeber für den Gruppenalltag (3. Aufl. 2018; ISBN 978-3-497-02816-0)
Batliner, G.: Hörgeschädigte Kinder spielerisch fördern. Ein Elternbuch zum frühen Hör- und Spracherwerb (4. Aufl. 2016; ISBN 978-3-497-02650-0)

Bibliografische Information der Deutschen Nationalbibliothek

Die Deutsche Nationalbibliothek verzeichnet diese Publikation in der Deutschen Nationalbibliografie; detaillierte bibliografische Daten sind im Internet über <http://dnb.d-nb.de> abrufbar.
ISBN 978-3-497-03023-1 (Print)
ISBN 978-3-497-61441-7 (E-Book-PDF)
ISBN 978-3-497-61442-4 (EPUB)

Printed in EU
Cover unter Verwendung der Fotos von © photophonie / Stock.adobe.com
Satz: Katharina Ehle

Bildquellennachweis:
Abb. 1: © Cochlear Ltd.; Abb. 3: Illustration von Birgit Baude, München; Abb. 4a, 4b: MED-EL; Abb. 7: Ralf Göppert

Ernst Reinhardt Verlag, Kemnatenstr. 46, D-80639 München
Net: www.reinhardt-verlag.de E-Mail: info@reinhardt-verlag.de